はじめに

　産業医にとって、本書の重要性は、以下の2つの事柄から構成されているところにあります。

> ● 労働者の職務適性の評価とその結果に基づく就業措置・支援は、事業者が安全配慮義務を果たすうえで、すべての職場で実施すべき活動である。
> ● 職務適性の評価と就業上の措置・支援の意見は、産業医以外には担当し得ない固有の職務である。

　働く人の健康管理対策の基本は同じであっても、事業場ごとに存在する危険有害要因や健康管理ニーズが異なることや、産業医や保健師などの存在やその割合が異なるため、具体的な活動内容は事業場ごとに大きく異なります。しかし、労働者の職務適性の評価とその結果に基づく就業措置・支援は、事業者が安全配慮義務を果たすうえで、すべての事業場で実施すべき活動です。

　産業医の職務は、労働安全衛生規則第14条第1項で、第1号から第9号まで定められています。しかし、これらの活動のかなりの部分は、産業医以外のスタッフが担当できる内容であることも事実です。それらに比べて、「健康診断の実施及びその結果に基づく労働者の健康を保持するための措置に関すること」（第1号）、「長時間労働者に対する面接指導等及び必要な措置の実施等」（第2号）、「ストレスチェックやそれにともなう面接指導の実施等」（第3号）は、人の健康状態を総合的に評価・診断する職務で、医師に固有の業務であり、さらに職務適性は作業環境や作業方法などの理解に基づいて評価する必要があるため、産業医以外には担当し得ない職務といえます。さらに、労働人口の高齢化にともなっ

て、病気を持ちながら仕事を継続する労働者が増加しています。そのような労働者の治療と仕事の両立支援においても産業医の役割は非常に大きく、労働者の健康管理に関すること（第6号）にこの業務が含まれることが厚生労働大臣告示で明確にされています。

　本書は、産業医がその固有の職務を適切に果たすことができるように、すべての産業医とその協働者（保健師や看護師、衛生管理者、人事・総務スタッフなど）を対象にした書籍です。

　第1章では総論として、産業保健活動全体の中での就業措置・支援の位置づけを明確にしたうえで、就業措置・支援を行う際の基本や一般的な流れについて解説しました。また、就業措置・支援はさまざまな立場や要素のもとに行われるものであり、その意見を述べる立場の産業医にもバランス感覚が求められます。そこで、就業措置・支援に関わる留意事項や法的根拠を解説しました。

　第2章では、職務適性の評価や就業措置・支援を行う代表的な場面として、一般健康診断と事後措置、長時間労働者の面接指導、ストレスチェック制度における面接指導、メンタルヘルス不調者の職場復帰支援、母性健康管理措置、治療と仕事の両立支援の6つを取り上げ、それぞれについて具体的な解説を行いました。また、巻末資料として、関連するWebサイトを紹介しました。

　事業場で本書が活用され、働く人の健康の確保のために、職務適性の評価と就業措置・支援が適切に実施されることを願っています。

産業医科大学
産業生態科学研究所 教授　森　晃　爾

◉ 目 次 ◉

第2章　就業措置・支援 各論

第**1**章

就業措置・支援 総論

1 産業保健全体の中での就業措置・支援の位置づけ

> 本書の主題である就業措置・支援が、産業医にとって非常に重要な職務であることは「はじめに」（P. 1）で述べた通りですが、産業保健はさまざまな広がりや戦略の中で展開される活動であり、その他にも多くの重要な活動があります。そこで最初に、就業措置・支援が産業保健全体の中で、どのように位置づけられるかを確認しておきましょう。ここでは、2つの視点から位置づけを検討します。

（1）産業保健が取り扱う健康課題の存在場所の分類による位置づけ

　職場の産業保健活動は、事業者の方針に基づき活動を推進するための体制の構築および改善と、その体制を利用して働く人の健康に関する諸課題に予防的に対応していく個別活動に分かれます。どのような事業活動でも同じですが、産業保健活動においてもすぐに完璧な状態を達成できるのではなく、継続的な努力によって徐々に体制も活動も向上していくことになります。そこで、これらの2つのタイプの活動を、継続的改善を表すキーワードであるPDCA（Plan-Do-Check-Act）を用いて、それぞれ"大きなPDCA"と"小さなPDCA"と呼びます。

　このうち"大きなPDCA"は、組織体制づくり、事業者の方針、目標や計画策定、目標や計画の評価、システムの監査と体制の見直しなどから成ります（詳細は『産業保健ハンドブック④　自主的産業保健活動の標準プロセス』（労働調査会発行）をご覧ください）。一方、"小さなPDCA"では、まず職場に存在する健康課題を、その存在場所で、以下の3つに分類します。

　　①　主に作業環境や作業方法などに健康課題が存在する場合
　　②　通常の健康状態では課題にならない作業環境や作業方法が、特定の健康状態の労働者にとっては健康課題となる場合

③　主に、労働者の生活習慣や遺伝など、個人的な要因に健康課題が
存在する場合

そして、これらの健康課題を解決するために、健康リスクを評価し、
リスクが許容できない場合には、何らかの方法でリスク低減のための対
策を立てることになります。しかし、継続的な改善によって健康リスク
が低減したとしても、リスクはゼロにはならず、健康障害が発生する可
能性が残ります。そこで、事故や疾病による緊急事態に備えたり、発生
した場合には再発防止のための対策を検討するなどして、諸々の健康課
題に予防的に対応していきます。そして、本書の主題である就業措置・
支援は、このような"小さなPDCA"を構成する活動のうち、"通常の健康
状態では課題にならない作業環境や作業方法が、特定の健康状態の労働
者にとっては健康課題となる場合"の健康障害防止対策と位置づけるこ
とができます。

（2）産業保健の基本戦略における位置づけ

別の視点でも就業措置・支援の位置づけを検討してみたいと思います。
事業者は、すべての労働者について健康障害が生じないように配慮しな
ければならないという健康配慮義務を有しています。

それを達成するための産業保健の基本戦略の最初のステップは、①作
業環境や作業方法を管理して、労働によって健康障害が発生するリスク
を許容レベル以下にすることです。この許容レベルは、たとえば有害化
学物質による許容濃度であれば「1日8時間、週5日間働いても、ほと
んどすべての労働者に健康障害が生じない濃度」と定義されるように、
必ずしもすべての労働者の健康障害を予防できるレベルとは定義されて
いません。それは、労働者にはさまざまな健康状態の人や体質の人がお
り、すべての人に健康障害が生じない職場環境を達成することは、非常
にコストがかかるか、技術的に困難な場合があるからです。

そこで、次のステップとして、リスクを許容レベル以下に維持してい
る職場においても健康障害を防止できない可能性がある労働者がいる場
合には、②治療や生活習慣の改善を通じて職務適性を向上させるための

指導を行うとともに、それでも適応できない労働者については、③職務適性に応じた就業上の配慮を行うことになります。本来であれば、ここまでのステップですべての労働者の健康が確保できるはずですが、常に変化する職場の状況や労働者の健康状態を完全に把握することは困難であり、健康障害の発生が見逃される可能性があります。そこで、最後の砦として特殊健康診断などの機会を用意して、④見逃された健康障害の早期発見を行います。

　このように、産業保健活動の中で、労働者の健康障害を防止するための基本戦略は、4つのステップから構成されており、本書の主題である就業措置・支援は、3つめのステップとして位置づけることができます。

（3）治療と仕事の両立支援と合理的配慮

　本書では、疾病に罹患して治療を受けながら、仕事を継続するための支援である「治療と仕事の両立支援」において、前述の職務適性に応じた安全配慮義務を果たすための就業上の配慮とほぼ同じプロセスを踏みます。しかし、その目的は健康障害リスクを低減して、予防するためだけでなく、何らかの配慮によって仕事を続けることに重点が置かれているため、少し異なる視点での対応が求められます。このような配慮は合理的配慮と呼ばれます。合理的配慮とは、障害のある人が障害のない人と平等に人権を享受し行使できるよう、一人ひとりの特徴や場面に応じて発生する障害・困難さを取り除くための、個別の調整や変更を行うことです。治療と仕事の両立支援については、そのような視点を持って対応することが重要です。

2 就業措置・支援の基本

> 就業措置・支援は、個々の労働者の健康情報と業務内容に関する情報を収集して職務適性を評価したうえで、そのままでは健康障害やその他の問題が発生するリスクが許容できないと判断した場合に行われる措置・支援であり、措置・支援の内容には、①職場環境や作業方法の改善により該当労働者への配慮を行う「就業配慮」と、②当該労働者の労働を制限する「就業制限」があります。ここでは、就業措置・支援の基本的な流れを詳しく確認してみたいと思います。

（1）職務適性評価の機会

就業措置・支援の第一歩である職務適性評価の機会は、以下の３つに分類できます。

① すべての労働者を対象として広く評価を行う機会
② 特別の健康上の職務適性を必要とする作業に従事する労働者に対して評価を行う機会
③ 特別な健康状態にある労働者に対して評価を行う機会

すべての労働者を対象として広く評価を行う機会は、就業時および年に１回すべての労働者に実施する**一般健康診断**を指します。一般健康診断は、その結果に基づき医療区分とともに就業区分をつけて、就業措置・支援に結びつけることを１つの目的として実施されます。労働安全衛生規則第45条にもとづき特定の業務に従事する労働者を対象として実施される健康診断も、健診項目そのものは業務に特異的なものではないため、同じタイプの評価機会として位置づけることができるでしょう。また、ストレスチェック制度も本来の目的は一次予防とはいうものの、本人の申出に基づき面接指導を行うことから、同様の評価機会として位置づけ

11

ることができます。

　しかし、すべての労働者に実施する一般健康診断は、限られた標準的な健診項目で実施するため、かなり網の目の粗い評価にならざるを得ません。そこで、特別な健康上の職務適性を必要とする作業については、作業ごとに健診項目を設定して、配置前と定期に評価を行うことが必要になります。一般健康診断が事業者の義務となっている日本では、この分類に当てはまる健康診断は列車の運転士や海外赴任者に対するものなどに限定されますが、一般健診の実施義務がない欧米諸国ではこのタイプの職務適性の評価が一般的であり、たとえば呼吸用保護具着用者の適性検査などがあります。日本で行われている**長時間労働者に対する面接指導**も、このタイプに位置づけることができるでしょう。

　以上のように、すべての労働者を対象とする評価機会や特別な健康上の職務適性を必要とする作業に従事する労働者を対象とする評価機会が一般的ですが、いずれも年1回または2回などの実施頻度であるため、労働者の健康状態の変化には対応できません。そこで特別な健康状態にある労働者に対して評価を行う機会が必要となります。病気で長期間休業した労働者の健康状態は、休まずに働いている労働者に比べてかなり低下している可能性がありますので、職場復帰に際し、個別に評価して、必要な就業措置・支援を行うことが必要になります。このような**復職支援における評価**などがこのタイプに相当します。また、**治療と仕事の両立支援の機会**についても、個人ごとの健康状態や障害に応じて対応することから、このタイプに相当すると考えてもよいでしょう。

　本書では第2章で、各論として「一般健康診断と事後措置」、「長時間労働者の面接指導」、「ストレスチェック制度における面接指導」、「メンタルヘルス不調者の復職支援」、「母性健康管理措置」、「治療と仕事の両立支援」の6つを取り上げていますが、一部前述のように、一般健康診断と事後措置およびストレスチェック制度における面接指導は①の"すべての労働者を対象として広く評価を行う機会"、長時間労働者の面接指導は②の"特別な健康上の職務適性を必要とする作業に従事する労働者に対して評価を行う機会"、メンタルヘルス不調者の職場復帰支援、母性健康管理措置および治療と仕事の両立支援は、③の"特別な健康状

態にある労働者に対して評価を行う機会"に相当します。

（2）就業措置・支援の基本的な流れ

　労働者の健康状態に基づく就業措置・支援は、労働者の職務適性を評価する機会において、産業医（産業医の選任がない事業場においてはそれ以外の医師）が、①個々の労働者の健康情報と業務内容の情報を収集して、②就業上の措置・支援の検討が必要と考えられる対象者を選定し、③措置・支援に関する医師の意見を事業者に提示します。そのうえで、④関係者の間で具体的な措置・支援の内容を検討し就業措置・支援を決定し、⑤各職場において措置・支援を実施し、⑥適宜経過観察と見直しを行っていくという流れが基本となります。

　このように就業措置・支援の検討の最初の場面は、産業医が職務適性を評価する機会です。職務適性の評価は、疾患名や検査結果など労働者の健康状態に関する医学的情報だけで一律に決められるものではなく、業務内容や作業環境などを踏まえ個別に判断する必要があるため、本人と直接面談を行い、詳細な健康情報や業務内容の情報に関しての情報収集を併せて行わなければなりません。また、これらの情報は、本人からの情報だけでは不十分なことが多く、健康情報に関しては当該労働者の主治医から、業務内容に関しては上司から、追加的に情報を収集することが必要な場合が少なくありません。最終的な就業措置・支援の実施は、事業者の責任で行われるものですから、職務適性の評価結果にもとづき出される産業医の意見は、労働者の健康確保のために必要な条件について、あくまでも医学的な立場からの判断によって行われます。前述のように、一般に就業措置・支援には、①事業場側が職場環境や作業方法の改善により該当労働者への配慮を行う「就業配慮」と、②当該労働者の労働を制限する「就業制限」の大きく2つの選択肢がありますが、産業医の意見としても、この両方の選択肢の可能性を提示できるとよいでしょう。

　最終的に就業措置・支援の内容は、職場の諸事情も考慮に入れたうえで、決定されることになりますので、事業場の環境や業務に対する調整の可能性や、事業場の設備やバックアップ体制によって就業上の措置・支援の内容が変わってきます。そこで、当該労働者の上司、人事労務管

理スタッフ、産業医や保健師などの就業措置・支援に関わるメンバーが協議し、本人の納得も得たうえで、措置・支援の内容を決定する必要があります。もちろん、決定した措置・支援の内容は守られるべきですが、健康状態も職場の状況も変化しますので、決定した就業措置・支援には期限を定めて、定期的に見直していくことが必要です。

（3）就業措置・支援が必要な状況

　産業医は、個々の労働者の健康情報と業務内容に関する情報を収集して職務適性を評価したうえで、そのままでは健康障害やその他の問題が発生するリスクが許容できないと判断した場合に、就業措置・支援に関する意見を述べることになります。しかし、一口にリスクといっても、リスクの内容を明確にしないと、その意見は説得力を持ちませんし、その後の情報収集や状態変化への対応が変わってきます。就業措置・支援が必要となるリスクは、主に、以下の3つに分類することができます。もちろんそれぞれの就業措置・支援は、複数のリスクを想定して行われる場合も少なくありません。

①就業が疾病経過に悪影響を与えるリスク

　　肝不全や腎不全などの疾病を持っている場合でも、どの程度の業務負荷がかかれば健康状態が悪化するかを事前に判断することは容易ではありません。しかし、過剰に制限をかければ、仕事の継続が難しくなります。そこでそのような場合には、主治医からの情報や意見を得ながら、状態に応じて就業制限の内容を適宜調整していくなどの対応が必要になります。

②個人の持つ疾病によって事故や公衆災害が発生するリスク

　　業務が悪化に影響しない疾病であっても、意識障害や突然死の可能性がある場合には、周囲を巻き込むような事故が発生するリスクが存在します。この場合には、主治医からの詳細な診療情報を得るとともに、業務内容を精査して、就業措置・支援を決定しなければなりません。その際、これらのリスクは相対的なものであり、誰にでも突然死

の可能性が存在するため、事故発生時の社会的な影響も考慮に入れて、総合的に決定する必要があります。

③就業状況によって、現疾患の管理が困難になるリスク

　業務が健康障害の発生には直接関係しない場合であっても、もともと持っていた疾病のコントロールが不良で、業務状況が影響してコントロールできなくなっている場合があります。たとえば、糖尿病のコントロール不良の労働者が長時間労働をしていて、定期的な通院や運動する時間の確保が困難になっている場合などです。そのような場合には、疾病の悪化や合併症の発生を予防するために就業制限を行い、併せて自己保健義務を果たすように指導することが必要です。このようなケースは治療中であることが多いため、本人を通じて受診状況や診療情報や治療経過などの情報を収集するとともに、一定期間ごとに再評価を行う必要があります。

（4）治療と仕事の両立支援と合理的配慮

　前述のように「治療と仕事の両立支援」においては、健康上のリスク低減だけでなく、疾病にともなう症状や機能低下などによる業務遂行能力の低下などに対して、仕事を継続するための支援に重点が置かれます。このような配慮は合理的配慮と呼ばれ、障害者である労働者の有する能力の有効な発揮の支障となっている事情を改善するために行う措置・支援です。治療と仕事の両立支援でも、配慮の検討を行う際に主治医の意見を参考にすべきです。その際、事業場の実情を考慮して、事業者と当該労働者との間で配慮の方針や内容を検討したうえで、その妥当性や追加配慮の必要性について主治医の意見を聴く、といった流れが、職場の事情を知らない主治医の意見による混乱を回避するうえで効果的と考えられます。産業医や産業看護職は、職場の事情を理解している医療・保健職の立場から、そのような手続きにおいて"翻訳"機能を果たすことが求められます。また、主治医の意見には事業場側でどのように対応したか、できるだけ返事を書くように心がけましょう。

3 留意事項

> 　産業医が労働者の職務適性を評価し、就業措置・支援に係る意見を述べることは、医学的視点、倫理的視点、法的視点、経営的視点が要求されるため、容易ではありません。また、産業医は自らの意見によって労働者の人生や企業の経営活動に大きな影響を与え得ることを理解しておくことが望まれます。ここでは産業医が職務適性を評価し、就業措置・支援に係る意見を述べるうえで留意すべき事項について確認します。

（1）労働者の健康状態と職務内容、作業環境の総合的評価

　職務適性の評価は、労働者の健康状態と職務内容の適性を評価することですので、単に疾患名や検査結果など労働者の健康状態に関する医学的情報だけで一律に適性を決められるものではなく、業務内容や作業環境などを踏まえ、個別に判断する必要があります。また、医療現場で行う医学的判断と同様に、職務適性の評価・判断においても科学的根拠（Evidence）が十分に存在しない場合もあるため、やはり医学的情報だけに頼って適性を決めることは望ましくありません。

　また、就業措置・支援の内容は医学的な妥当性と合理性があることはもちろん、倫理的・法的・経営的な妥当性と合理性があり、使用者と当該労働者の納得と同意を得られるものでなければなりません。

　そこで職務適性を評価し、その結果に基づき就業措置・支援に係る意見を述べる際には、必ず当該労働者の業務内容や作業環境についても情報を収集しましょう。情報の収集方法としては職場巡視や作業環境測定、各種産業医面談などの日頃の産業医活動が活用できます。また、情報は当該労働者や上司、人事労務担当者などから、幅広くバランス良く収集することが理想です。情報収集に当たっては、厚生労働省が公開している「事業場における治療と仕事の両立支援のためのガイドライン」と「企

業・医療機関連携マニュアル」の中で示されている「勤務情報を主治医に提供する際の様式例」を用いて管理監督者から情報をもらうことで業務内容や作業環境の情報を集めることもできるでしょう。

（2）健康リスクの過大評価、能力の過小評価の危険性

　労働者の健康障害発生リスクや健康障害による機能障害を過度に大きく見積もり、過剰な就業措置・支援（特に就業制限）を行うことは労働者の働く権利を侵害してしまうおそれがあるばかりか、労働力の不要な損失を招き、企業活動にも損失を与えかねません。さらに、職務適性に普遍的な適応や絶対的な不適応といった状態は存在しないため、安易に判定基準を設けることは簡素化による職務適性の不適切な評価につながるおそれがあります。

　仮に、健康診断結果でHbA1c（NGSP）が10.0%であった労働者には、一律に就業禁止を命じるという基準を設けたとします。検査データとしてHbA1cが10.0%であることは異常ですが、その異常による健康リスクの大きさは検査データ以外の要素によって異なり、必要な就業配慮の内容も異なるはずです。たとえば、当該労働者が、①高齢ですでに脳血管障害や虚血性心疾患の既往があり、治療コンプライアンスが悪く、検査データが悪化傾向にあり、冬場の屋外で重筋労働に従事している場合と、②若年で糖尿病以外に基礎疾患がなく、治療コンプライアンスが良く、検査データが改善傾向にあり、環境の良い屋内で軽作業に従事している場合では両者のリスクの大きさが異なることは容易に判断できます。もし、②の場合に即座に就業禁止を命じた場合に、医学的視点、倫理的視点、法的視点、経営的視点から見て妥当で合理的な判断といえるでしょうか？当該労働者の働く権利を不当に侵害していないでしょうか？　このように適切な就業措置・支援を考えるためには、やはり労働者と仕事に関して総合的に情報を集めることが大切です。

（3）就業措置・支援の実行可能性に対する考慮

　医師（産業医）が述べる就業措置・支援に関しての意見は医学的に妥当性と合理性のある内容であることが必要です。しかし、いくら医学的に適切な意見であっても企業や労働者にとって実現不可能あるいは非常に受け入れ難い内容であれば、日々の就労において就業措置・支援が実行される可能性は低くなってしまうでしょう。そればかりか各関係者は困惑してしまい、産業医への不満や不信につながることさえあります。産業医は専門家として医学的に妥当で合理的な判断をすべきですが、就業措置・支援の実行可能性も考慮するために当該労働者や就業措置・支援を実施する上司や同僚、人事労務管理部門など関係者の置かれている立場や状況を理解し、彼らの意見にも耳を傾け、連携することが望まれます。そのためには産業医が日頃から労働者や職場を理解し、関係を構築しておくことも大切です。

（4）意見の文書化

　医師（産業医）が述べる就業措置・支援に関しての意見は、報告書の形で文書化（記録化）して伝えることをお勧めします。いくら意見の内容が適切であっても、口頭指示のみでは伝言ゲーム式に誤伝達が生じるおそれや、時間経過とともに内容を忘れてしまうおそれがあります。また、労働基準監督署による臨検監督指導や裁判など公的な場面では、文書化（記録化）されていない行為は認められないおそれもあります。

　P. 19に報告書の例をお示しします。実際に報告書を作成する際は、適正な内容が的確に伝わり、適切に実行されるように配慮しましょう。そのために次のポイントを確認してください。①医学的に妥当性・合理性のある内容であること、②経営的・法的・倫理的な妥当性・合理性も考慮されている内容であること、③具体的なわかりやすい内容であること、④平易な表現であること、⑤送付先を明らかにすること、⑥記載日時や配慮期間など時間的要素を明らかにすること、⑦記載者の署名（捺印）があること。なお、作成された報告書は個人情報保護にも留意して取り扱い、保管する必要があります。

令和○○年○月○日

就業上の措置・支援に関する意見書

送付先
　　　　　　　殿

cc：　　　　　殿

> 就業措置・支援の内容を実行できる権限保持者を送付先に選びます。また、内容を共有しておきたい者をCCに入れましょう。

下記の従業員において、就業上の措置・支援が必要と判定しましたので報告いたします。なお、就業措置・支援期間は下記の内容に従って就業措置・支援を継続してください。

健康診断事後措置	長時間労働	職場復帰	母性健康管理	その他
☐	☐	☐	☐	☐

所　属	
氏　名	
	性　別

> 該当する項目に☑をいれます

勤務概要

健康状況概要

> 面接の際に得られた情報のうち、就業上の措置・支援を検討するうえで必要な勤務概要、健康状況の概要について記載します。

産業医との面談概要（所属長との協議内容も含む）

> 就業の可否を判断し、可能であれば「1」を、不可であれば「2」を○で囲みます。

＜就業措置・支援内容＞

1．就業可（就業措置・支援期間 ：令和　　年　　月　　日～　令和　　年　　月　　日）

　就業措置・支援の具体的事項【自由記載欄】
- ・
- ・
- ・
- ・
- ・

> 可能な限り具体的で、実行可能な表現に心がけましょう。

2．就業不可（就業不可期間 ：令和　　年　　月　　日～　令和　　年　　月　　日）
- ・

3．その他の留意事項

> 就業措置・支援が円滑に行われるよう、必要なその他の留意事項についても記載しておきます。（省略可）

就業措置・支援の種類	産業医氏名
就業措置・支援（ 新規 / 継続・変更 / 解除 ）	署名もしくは捺印　　　　　　　サイン/印

> 初めて意見書を発行する場合は「新規」を、意見書の再発行もしくは措置・支援内容を変更する場合は、「継続・変更」を、就業措置・支援を解除する場合は「解除」を選択します。

（5）個人情報の適切な利用

　これまで留意点の中で、適切に職務適性評価と就業措置・支援を実施するためには、当該労働者に関わる情報を総合的に収集することや、就業措置・支援の実行に向けて関係者と連携することが大切であることを繰り返し述べてきました。まず、必要な情報を入手するには、労働者が安心して情報を提供できるよう個人情報が適切に保護されることが必要です。一方で、措置・支援の実行段階では必要な情報を関係者内で共有することも欠かせません。産業医は個人情報の有用性に配慮し、労働者の健康を守るという本来の目的を果たしつつ、個人情報を適切に保護する必要があります。ここでは個人情報を適切に取り扱うための留意点を確認します。

　産業医が就業措置・支援に関する意見を述べるために収集する情報に

情報の収集と労働者の同意等

　取り扱う労働者の健康情報等の内容は必要最小限とします。労働者の健康情報等を収集する場合には、あらかじめ本人の同意を得て、本人を通して行うことが望まれます。これらを第三者へ提供する場合も、原則、本人の同意が必要です。

情報の集約・整理

　労働者の健康情報等を取り扱う者とその者の権限を明確にします。情報は特定の部署で一元的に管理し、業務上必要と判断される限りで集約・整理した情報を必要とする者に伝えられる体制が望まれます。

プライバシーの保護

情報の漏洩等の防止

　労働者の健康情報等の漏洩等の防止措置を厳重に講ずる必要があります。また、健康情報等を取り扱う者に対して、健康情報等の保護措置のため必要な教育及び研修を行います。

情報の取扱いルールの策定

　健康情報等の取り扱いについて、衛生委員会等の審議を踏まえて一定のルールを策定し、関係者に周知することが必要です。

「心の健康問題により休業した労働者の職場復帰支援の手引き」（厚生労働省）より抜粋

は、当該労働者の健康診断結果、疾患名、治療状況などの医学的情報や、所属、職位、就労状況などの人事情報などが含まれています。適切な個人情報の保護が保証されていない環境では、労働者が産業医を信用できず、労働者からこれら必要な情報を得ることが難しくなってしまいます。個人情報保護の具体的な取組みについての解説は法令に基づくガイドラインや専門書に譲りますが、個人情報保護に関する規定の作成や周知などの取組みによって、労働者が安心して自らの情報を提供できる環境を整えておく必要があります。また、就業措置・支援を実行するために産業医が関係者（上司など）と情報を共有する場合には、当該労働者に情報共有の目的と必要性について説明し、同意を得ることが必要です。情報共有と協議・連携の場に当該労働者を入れることで、透明性が保たれ、労働者の納得を得やすくなる場合があります。

　特に個人情報保護において留意が必要な場面を紹介します。それは同一の医師が企業内診療所で診療活動を行い、同時に同じ事業場で産業医活動も行っている場合です。同一の医師が労働者の主治医と産業医を同時に兼ねると、主治医と産業医の間でも当然必要である個人情報保護や守秘義務を果たすことが困難になります。診療活動で得られる個人情報は診療活動を適切に行う目的で収集・使用されるべきものですので、本人の同意を得ずに産業医活動を行う目的で使用すべきではありません。もし、当該労働者から診療活動で得られた情報を産業医活動に使用することを拒否された場合には、問題がさらに複雑となります。まず、当該労働者の意思を尊重し、診療活動で得られた情報を産業医活動（ここでは就業措置・支援への意見）に使用しなかったとしても、実際にその情報を使用していないことを証明することが困難です。また、診療活動で得られた情報を産業医活動に使用しなかったことで当該労働者に健康障害が生じた場合に、実際には情報を知っていた医師としての責任が生じるおそれがあります。企業内診療所の診療医と当該事業場の産業医を兼ねる場合には、これらの問題点を解決するに足りる十分な個人情報保護の規定や体制を整えるとともに、個々の事例において同意を得るための慎重で賢明な対応が求められます。

3

留意事項

21

コラム ①

● **個人情報の保護に関する法律**

（平成15年5月制定、平成17年4月から施行、最終改正 令和2年6月）

　個人情報の適正な取扱いに関し、基本理念および施策の基本となる事項や国および地方公共団体の責務、個人情報を取り扱う事業者の遵守すべき義務等が定められた法律です。個人情報の有用性に配慮しつつ、個人の権利利益を保護することを目的としています。基本理念として、個人情報は、個人の人格尊重の理念の下に慎重に取り扱われるべきものであり、その適正な取扱いが図られなければならないとされています。

● **個人情報の保護に関する法律についてのガイドライン**

（平成29年5月30日施行）

　個人情報の保護に関する法律及び行政手続における特定の個人を識別するための番号の利用等に関する法律の一部を改正する法律（平成27年法律第65号）に基づき、平成28年1月、個人情報保護法（平成15年法律第57号）を一元的に所管する独立機関（いわゆる3条委員会）として個人情報保護委員会が設立されました。その後、同年10月に同法施行令および施行規則が、同年11月に個人情報の保護に関する法律についてのガイドライン（通則編）他3編のガイドラインが策定されています。従前の各事業分野のガイドライン（雇用管理分野における個人情報保護に関するガイドライン等）は、原則として、すべての分野に共通に適用される汎用的なガイドラインであるこのガイドラインに一元化されています。就業措置・支援に関わって個人情報を取り扱ううえでは、上段の法律やこのガイドラインを確認しておきましょう。

【ポイント】

① 職務適性の評価とその結果に基づき就業上の措置・支援の意見を述べるには、労働者の健康状態（医学的側面）だけではなく、職務内容や作業環境に対する理解が必要である。

② 産業医の意見が労働者の人生や企業の経営活動に大きな影響を与え得る。

③ 産業医の意見は医学的、倫理的、法的、経営的に妥当性と合理性のある内容であり、実行可能性も考慮した内容であることが望まれる。

④ 健康情報や人事情報などの個人情報の保護に努める必要がある。

4 法的根拠等

> 本書の「はじめに」（P.1）の中で「労働者の職務適性の評価とその結果に基づく就業措置・支援は、事業者が安全配慮義務を果たすうえで、すべての職場で実施すべき活動である」と説明しましたが、いったい安全配慮義務とはどんな義務なのでしょうか。また、事業者が職務適性評価と事後措置を行う法的な根拠にはどのようなものがあるのでしょうか。ここでは安全配慮義務をはじめとして職務適性の評価と就業上の配慮に関係する法律などについて確認します。

（1）安全配慮義務

　使用者には、雇用契約を結んだ労働者に対して就業に関係した健康障害が発生したり持病が増悪することを予見する義務（危険予知義務）と回避する義務（危険回避義務）があり、これらをまとめて安全配慮義務と呼びます。産業医は、使用者が安全配慮義務を適切に果たせるように医学の専門家として関与することが求められます。

◆労働契約法　第5条（労働者の安全への配慮）
　使用者は、労働契約に伴い、労働者がその生命、身体等の安全を確保しつつ労働することができるよう、必要な配慮をするものとする。

『労働契約法の施行について』（平成24年8月10日　基発0810第2号、平成30年12月28日一部改正）労働者の安全への配慮（法第5条関係）について
（趣旨）
ア　通常の場合、労働者は、使用者の指定した場所に配置され、使用者の供給する設備、器具等を用いて労働に従事するものであることから、判例において、労働契約の内容として具体的に定めずとも、労働契約

に伴い信義則上当然に、使用者は、労働者を危険から保護するよう配慮すべき安全配慮義務を負っているものとされているが、これは、民法等の規定からは明らかになっていないところである。このため、法第5条において、使用者は当然に安全配慮義務を負うことを規定したものであること。

イ　これについては、次の裁判例が参考となること。
○　陸上自衛隊事件（最三小判昭50.2.25民集29巻2号143頁）
○　川義事件（最三小判昭59.4.10民集38巻6号557頁）

（内容）

ア　法第5条は、使用者は、労働契約に基づいてその本来の債務として賃金支払義務を負うほか、労働契約に特段の根拠規定がなくとも、労働契約上の付随的義務として当然に安全配慮義務を負うことを規定したものであること。

イ　法第5条の「労働契約に伴い」は、労働契約に特段の根拠規定がなくとも、労働契約上の付随的義務として当然に、使用者は安全配慮義務を負うことを明らかにしたものであること。

ウ　法第5条の「生命、身体等の安全」には、心身の健康も含まれるものであること。

エ　法第5条の「必要な配慮」とは、一律に定まるものではなく、使用者に特定の措置を求めるものではないが、労働者の職種、労務内容、労務提供場所等の具体的な状況に応じて、必要な配慮をすることが求められるものであること。なお、労働安全衛生法をはじめとする労働安全衛生関係法令においては、事業主の講ずべき具体的な措置が規定されているところであり、これらは当然に遵守されなければならないものであること。

（2）労働安全衛生規則第14条第1項における産業医の職務

　労働安全衛生規則第14条第1項に規定されている産業医の職務の中には、次の事項で医学に関する専門的知識を必要とするものと定められています。

> ◆労働安全衛生規則　第14条第1項
> ① 健康診断の実施及びその結果に基づく労働者の健康を保持するための措置に関すること
> ② 法第66条の8第1項、第66条の8の2第1項及び第66条の8の4第1項に規定する面接指導並び法第66条の9に規定する必要な措置の実施並びにこれらの結果に基づく労働者の健康を保持するための措置に関すること
> ③ 法第66条の10第1項に規定する心理的な負担の程度を把握するための検査の実施並びに同条第3項に規定する面接指導の実施及びその結果に基づく労働者の健康を保持するための措置に関すること
> ④ 作業環境の維持管理に関すること
> ⑤ 作業の管理に関すること
> ⑥ 前各号に掲げるもののほか、労働者の健康管理に関すること
> ⑦ 健康教育、健康相談その他労働者の健康の保持増進を図るための措置に関すること
> ⑧ 衛生教育に関すること
> ⑨ 労働者の健康障害の原因の調査及び再発防止のための措置に関すること

　職務適性評価とは、労働者の健康状態を健康診断や面接指導、健康相談などの機会を通じて把握し、職務内容や作業環境との適応状態を評価することです。もちろん職務適性評価の目的は、評価の結果に基づき労働者（人）と仕事を適合させる（就業措置・支援）ことで労働者の健康を保持増進させることですので、職務適性評価とその結果に基づく就業措置・支援は法的根拠に基づいた産業医の職務の1つといえます。

（3）職務適性評価および就業措置・支援の機会別にみた法的根拠

　職務適性評価および就業措置・支援を行う機会には、各種健康診断とその事後面接指導、過重労働に関連した面接指導、母性保護、各種傷病からの職場復帰支援、各種傷病の治療と仕事の両立支援、各種障害に対する合理的配慮などがあります。ここではそれぞれの機会に関連する法律やガイドラインを確認します。

①各種健康診断に基づく就業措置・支援と法律

1）労働安全衛生法第66条に基づく健康診断後の就業措置・支援

　一般健康診断や面談を機会として職務適性評価および就業措置・支援を行う一連の流れについては以下の労働安全衛生法第7章に規定があります。また、近年では定期健康診断における有所見率の増加傾向に歯止めをかけ、減少に転じさせるために保健指導や就業上の措置・支援を適切に行うことが求められています（平成22年3月25日　基発0325第1号）。

第66条の4（健康診断の結果についての医師等からの意見聴取）
　事業者は、第66条第1項から第4項まで若しくは第5項ただし書又は第66条の2の規定による健康診断の結果（当該健康診断の項目に異常の所見があると診断された労働者に係るものに限る。）に基づき、当該労働者の健康を保持するために必要な措置について、厚生労働省令で定めるところにより、医師又は歯科医師の意見を聴かなければならない。

第66条の5（健康診断実施後の措置）
　事業者は、前条の規定による医師又は歯科医師の意見を勘案し、その必要があると認めるときは、当該労働者の実情を考慮して、就業場所の変更、作業の転換、労働時間の短縮、深夜業の回数の減少等の措置を講ずるほか、作業環境測定の実施、施設又は設備の設置又は整備、当該医師又は歯科医師の意見の衛生委員会若しくは安全衛生委員会又は労働時

27

間等設定改善委員会（労働時間等の設定の改善に関する特別措置法（平成4年法律第90号）第7条に規定する労働時間等設定改善委員会をいう。以下同じ。）への報告その他の適切な措置を講じなければならない。

2　厚生労働大臣は、前項の規定により事業者が講ずべき措置の適切かつ有効な実施を図るため必要な指針を公表するものとする。

3　厚生労働大臣は、前項の指針を公表した場合において必要があると認めるときは、事業者又はその団体に対し、当該指針に関し必要な指導等を行うことができる。

コラム ②

●労働安全衛生法第66条に基づく健康診断の一連の流れ

本文でご紹介した「健康診断の結果についての医師等からの意見聴取」と「健康診断実施後の措置」を含め、健康診断に関する法的要求事項には下記の通り一連の流れがあります。

第66条第1〜3項	健康診断の実施
第66条第4〜5項	健康診断
第66条の2	自発的健康診断の結果の提出
第66条の3	健康診断の結果の記録
第66条の4	健康診断の結果についての医師等からの意見聴取
第66条の5	健康診断実施後の措置
第66条の6	健康診断の結果の通知
第66条の7	保健指導等

労働安全衛生法第120条罰則、第122条罰則

コラム ③

- ●労働安全衛生法第66条の5第2項の規定に基づく健康診断結果に基づき事業者が講ずべき措置に関する指針（最終改正 平成29年4月14日）

　本指針では、就業上の措置の実施に当たっての留意事項として、医師、産業保健スタッフ、人事労務管理部門と連携すること、また、健康診断の結果を総合的に考慮すること等が示されています。

　また、その他の留意事項として、以下の点が示されています。

（イ）健康診断の結果の通知を、異常の有無にかかわらず行うこと。

（ロ）保健指導を医師または保健師が行うように努めること（努力義務）。特定保健指導の内容を医師、保健師に伝えるようにすること。保健指導は、職場をよく知った産業医が行うのが適当であること。

（ハ）再検査または精密検査の必要のある場合、受診を勧奨するとともに結果を産業医等に提出させること。再検査や精密検査は一律には事業者に義務づけられてはいないが、有機溶剤中毒予防規則等の特殊健康診断に関わる予防規則にはその実施が義務づけられていることに留意すること。

（ニ）健康情報の保護を十分確保すること。

（ホ）事業者は健康診断結果の記録の保存をすること。二次健康診断の結果の保存は義務づけられていないが、当該労働者の同意を得て保存することが望ましいこと。

2）労働安全衛生法第66条に基づくストレスチェック後の就業措置・支援

　平成26年6月25日に公布された改正労働安全衛生法によって、ストレスチェック（心理的な負担の程度を把握するための検査等）と面接指導の実施等を義務づける制度が創設され、平成27年12月1日に施行されました。ストレスチェック制度は、定期的に労働者のストレスの状況について検査を行い、本人にその結果を通知して自らのストレスの状況について気づきを促し、個人のメンタルヘルス不調のリスクを低減させるとともに、検査結果を集団ごとに集計・分析し、職場におけるストレス要因を評価し、職場環境の改善につなげることで、ストレス要因そのものも低減させるといった一次予防を主な目的としてい

ます。また、メンタルヘルス不調のリスクの高い者を早期発見して医師による面接指導につなげ、事業者が医師の意見を勘案して、当該労働者の健康を保持するために必要な措置・支援を講じることによってメンタルヘルス不調の未然防止を図ることも目的としています。

◆労働安全衛生法
第66条の10（心理的な負担の程度を把握するための検査等）
　事業者は、労働者に対し、厚生労働省令で定めるところにより、医師、保健師その他の厚生労働省令で定める者（以下この条において「医師等」という。）による心理的な負担の程度を把握するための検査を行わなければならない。
2　事業者は、前項の規定により行う検査を受けた労働者に対し、厚生労働省令で定めるところにより、当該検査を行つた医師等から当該検査の結果が通知されるようにしなければならない。この場合において、当該医師等は、あらかじめ当該検査を受けた労働者の同意を得ないで、当該労働者の検査の結果を事業者に提供してはならない。
3　事業者は、前項の規定による通知を受けた労働者であつて、心理的な負担の程度が労働者の健康の保持を考慮して厚生労働省令で定める要件に該当するものが医師による面接指導を受けることを希望する旨を申し出たときは、当該申出をした労働者に対し、厚生労働省令で定めるところにより、医師による面接指導を行わなければならない。この場合において、事業者は、労働者が当該申出をしたことを理由として、当該労働者に対し、不利益な取扱いをしてはならない。
4　事業者は、厚生労働省令で定めるところにより、前項の規定による面接指導の結果を記録しておかなければならない。
5　事業者は、第3項の規定による面接指導の結果に基づき、当該労働者の健康を保持するために必要な措置について、厚生労働省令で定めるところにより、医師の意見を聴かなければならない。
6　事業者は、前項の規定による医師の意見を勘案し、その必要があると認めるときは、当該労働者の実情を考慮して、就業場所の変更、作業の転換、労働時間の短縮、深夜業の回数の減少等の措置を講ずるほか、

当該医師の意見の衛生委員会若しくは安全衛生委員会又は労働時間等
設定改善委員会への報告その他の適切な措置を講じなければならない。

7　厚生労働大臣は、前項の規定により事業者が講ずべき措置の適切か
つ有効な実施を図るため必要な指針を公表するものとする。

8　厚生労働大臣は、前項の指針を公表した場合において必要があると
認めるときは、事業者又はその団体に対し、当該指針に関し必要な指
導等を行うことができる。

9　国は、心理的な負担の程度が労働者の健康の保持に及ぼす影響に関
する医師等に対する研修を実施するよう努めるとともに、第2項の規
定により通知された検査の結果を利用する労働者に対する健康相談の
実施その他の当該労働者の健康の保持増進を図ることを促進するため
の措置を講ずるよう努めるものとする。

3）その他の健康診断と就業措置・支援の法律

　一般健康診断以外にも有機溶剤や粉じん、鉛、特定化学物質などの
有害物質に関する健康診断（特殊健康診断）が法令で規定されていま
す。これら特殊健康診断の結果に基づく事後措置に関しては有機溶剤
中毒予防規則やじん肺法、鉛中毒予防規則、特定化学物質障害予防規
則などそれぞれ対応する法令に規定されています。

②過重労働者面談に基づく就業措置・支援と法律

1）労働安全衛生法第66条の8、第66条の9

2）過重労働による健康障害防止のための総合対策

　今般、企業活動の国際化や労働形態の多様化が進む中で、長時間労
働にともなう健康障害の増加など労働者の生命や生活に関わる問題が
深刻化しています。これに的確に対処するため、平成18年に労働安全
衛生法の改正が行われました。労働安全衛生法の中で、下記第66条の
8および第66条の9の通り、事業者は過重労働による健康障害の発生
が懸念される労働者に対して医師による面接指導を行い、その結果に
基づき必要な就業措置を行わなければならないと定められています。

その具体的な進め方については、厚生労働省から発出された「過重労働による健康障害防止のための総合対策」（平成18年3月17日付け基発第0317008号、令和2年4月1日付け基発0401第11号雇均発0401第4号改正）に示されていますので、併せてご確認ください（詳しくはP.33のコラム④をご覧ください）。

◆労働安全衛生法
第66条の8（面接指導等）
　事業者は、その労働時間の状況その他の事項が労働者の健康の保持を考慮して厚生労働省令で定める要件に該当する労働者（次条第1項に規定する者及び第66条の8の4第1項に規定する者を除く。以下この条において同じ。）に対し、厚生労働省令で定めるところにより、医師による面接指導（問診その他の方法により心身の状況を把握し、これに応じて面接により必要な指導を行うことをいう。以下同じ。）を行わなければならない。

2　労働者は、前項の規定により事業者が行う面接指導を受けなければならない。ただし、事業者の指定した医師が行う面接指導を受けることを希望しない場合において、他の医師の行う同項の規定による面接指導に相当する面接指導を受け、その結果を証明する書面を事業者に提出したときは、この限りでない。

3　事業者は、厚生労働省令で定めるところにより、第1項及び前項ただし書の規定による面接指導の結果を記録しておかなければならない。

4　事業者は、第1項又は第2項ただし書の規定による面接指導の結果に基づき、当該労働者の健康を保持するために必要な措置について、厚生労働省令で定めるところにより、医師の意見を聴かなければならない。

5　事業者は、前項の規定による医師の意見を勘案し、その必要があると認めるときは、当該労働者の実情を考慮して、就業場所の変更、作業の転換、労働時間の短縮、深夜業の回数の減少等の措置を講ずるほか、当該医師の意見の衛生委員会若しくは安全衛生委員会又は労働時間等設定改善委員会への報告その他の適切な措置を講じなければならない。

第66条の9

　事業者は、第66条の8第1項、第66条の8の2第1項又は前条第1項の規定により面接指導を行う労働者以外の労働者であつて健康への配慮が必要なものについては、厚生労働省令で定めるところにより、必要な措置を講ずるように努めなければならない。

コラム ④

● 過重労働による健康障害防止のための総合対策
　（平成18年3月17日付け基発第0317008号、令和2年4月1日付け基発0401第11号雇均発0401第4号改正）
　労働安全衛生法に基づく長時間労働者への面接指導等の進め方について具体的に示されており、実務的に対応する際に参考になります。同総合対策の中では、事業者は時間外・休日労働が80時間／月超の労働者で、疲労蓄積があり面接を申し出た者などに対する医師による面接指導を実施し、その結果に基づき、労働者の健康を保持するために必要な措置について、遅滞なく医師から意見を聴取すること、また、その意見を勘案し、必要があると認めるときは、労働時間の短縮、深夜業の回数の減少など適切な措置を講ずるように示されています。

③母性保護に基づく就業措置・支援と法律
　少子高齢化が急速に進むわが国の社会経済の活力を維持するために、働く女性の母性保護は重要な課題です。働く女性の母性を保護するための就業措置・支援については、男女雇用機会均等法と労働基準法に規定があります。

1）男女雇用機会均等法における母性健康管理の措置
　a）保健指導または健康診査を受けるための時間の確保（法第12条）
　　　事業主は、女性労働者が妊産婦のための保健指導または健康診査を受診するために必要な時間を確保することができるようにしなければなりません。

　※　健康診査等を受診するために確保しなければならない回数
　　○　妊娠中
　　妊娠23週までは 4 週間に 1 回
　　妊娠24週から35週までは 2 週間に 1 回
　　妊娠36週以後出産までは 1 週間に 1 回
　　○　産後（出産後 1 年以内）
　　医師等の指示に従って必要な時間を確保する

b）指導事項を守ることができるようにするための措置（法第13条）
　　妊娠中および出産後の女性労働者が、健康診査等を受け、医師等から指導を受けた場合は、その女性労働者が受けた指導を守ることができるようにするために、事業主は勤務時間の変更、勤務の軽減等必要な措置を講じなければなりません。

　※　指導事項を守ることができるようにするための措置
　　○　妊娠中の通勤緩和（時間差通勤、勤務時間の短縮等の措置）
　　○　妊娠中の休憩に関する措置（休憩時間の延長、休憩回数の増加等の措置）
　　○　妊娠中または出産後の症状等に対応する措置（作業の制限、休業等の措置）

　※　「母性健康管理指導事項連絡カード」について
　　事業主が母性健康管理の措置を適切に講ずることができるように、女性労働者に対して出された医師等の指導事項を的確に事業主に伝えるための「母性健康管理指導事項連絡カード」の利用が推奨されています。このカードの様式が令和 3 年 3 月31日付けで改正され、同年 7 月 1 日から適用されています（P. 131参照）。

c）妊娠・出産等を理由とする不利益取扱いの禁止（法第 9 条）
　　事業主は、女性労働者が妊娠・出産・産前産後休業の取得、妊娠中の時間差通勤など男女雇用機会均等法による母性健康管理措置や

深夜業免除など労働基準法による母性保護措置を受けたことなどを理由として、解雇その他不利益取扱いをしてはなりません。

※　不利益な取扱いと考えられる例
　　○　解雇すること
　　○　期間を定めて雇用される者について、契約の更新をしないこと
　　○　あらかじめ契約の更新回数の上限が明示されている場合に、当該回数を引き下げること
　　○　退職または正社員をパートタイム労働者等の非正規社員とするような労働契約内容の変更の強要を行うこと
　　○　自宅待機を命ずること
　　○　労働者が希望する期間を超えて、その意に反して所定外労働の制限、時間外労働の制限、深夜業の制限または所定労働時間の短縮措置等を適用すること
　　○　降格させること
　　○　減給をし、または賞与等において不利益な算定を行うこと
　　○　昇進・昇格の人事考課において不利益な評価を行うこと
　　○　不利益な配置の変更を行うこと
　　○　就業環境を害すること

d）紛争の解決（法第15条〜第27条）
　　母性健康管理の措置が講じられず、事業主と労働者の間に紛争が生じた場合、調停など紛争解決援助の申出を行うことができます。

2）労働基準法における母性保護規定
a）産前・産後休業（法第65条第1項および第2項）
　　産前6週間（多胎妊娠の場合は14週間）〈いずれも女性が請求した場合に限ります〉
　　産後8週間は女性を就業させることはできません（ただし、産後6週間を経過後に、女性本人が請求し、医師が支障ないと認めた業

務については、就業させることは差し支えありません）。

b）妊婦の軽易業務転換（法第65条第3項）

　妊娠中の女性が請求した場合には、他の軽易な業務に転換させなければなりません。

c）妊産婦等の危険有害業務の就業制限（法第64条の3）

　妊産婦等を妊娠、出産、哺育等に有害な業務に就かせることはできません。

d）妊産婦に対する変形労働時間制の適用制限（法第66条第1項）

　変形労働時間制がとられる場合であっても、妊産婦が請求した場合には、1日および1週間の法定時間を超えて労働させることはできません。

e）妊産婦の時間外労働、休日労働、深夜業の制限（法第66条第2項および第3項）

　妊産婦が請求した場合には、時間外労働、休日労働、または深夜業をさせることはできません。

f）育児時間（法第67条）

　生後満1年に達しない生児を育てる女性は、1日2回各々少なくとも30分の育児時間を請求することができます。

g）罰則（法第119条）

　上記の規定に違反した者は、6ヵ月以下の懲役または30万円以下の罰金に処せられます。

コラム ⑤

●女性労働基準規則

　母性保護のために、生殖機能などに有害な化学物質が発散する場所での女性労働者の就業を禁止する女性労働基準規則（女性則）の一部が改正されました（平成26年11月1日施行）。

　女性則では、妊娠や出産・授乳機能に影響のある26の化学物質（従来の規制対象は9物質）を規制対象とし、これらを扱う作業場のうち、以下の業務については、妊娠の有無や年齢などにかかわらずすべての女性労働者の就業を禁止されています。

女性労働者の就業を禁止する業務

- 労働安全衛生法令に基づく作業環境測定を行い、「第3管理区分」（規制対象となる化学物質の空気中の平均濃度が規制値を超える状態）となった屋内作業場での全ての業務
- タンク内、船倉内での業務など、規制対象となる化学物質の蒸気や粉じんの発散が著しく、呼吸用保護具の着用が義務づけられている業務

【女性労働基準規則の対象物質（26物質）】

特定化学物質障害予防規則の適用を受けているもの

1 塩素化ビフェニル（PCB）	9 水銀およびその無機化合物（硫化水銀を除く）
2 アクリルアミド	10 塩化ニッケル（II）（粉状のものに限る）
3 エチルベンゼン	11 スチレン
4 エチレンイミン	12 テトラクロロエチレン（パークロルエチレン）
5 エチレンオキシド	13 トリクロロエチレン
6 カドミウム化合物	14 砒素化合物（アルシンと砒化ガリウムを除く）
7 クロム酸塩	15 ベータープロピオラクトン
8 五酸化バナジウム	16 ペンタクロルフェノール（PCP）およびそのナトリウム塩
	17 マンガン

(注) カドミウム、クロム、バナジウム、ニッケル、砒素の金属単体、マンガン化合物は対象とならない。

鉛中毒予防規則の適用を受けているもの

18 鉛およびその化合物

有機溶剤中毒予防規則の適用を受けているもの

19 エチレングリコールモノエチルエーテル（セロソルブ）	
20 エチレングリコールモノエチルエーテルアセテート（セロソルブアセテート）	
21 エチレングリコールモノメチルエーテル（メチルセロソルブ）	
22 キシレン	25 二硫化炭素
23 N, N－ジメチルホルムアミド	26 メタノール
24 トルエン	

④職場復帰支援の際の就業措置・支援と法令等

　　多くの企業では労働基準法に定められた有給休暇とは別に、傷病による休業に関する制度を設けています。この傷病による休業から職場復帰する際には、法律上の定めはありません。しかし、円滑な職場復帰のためには、産業医が当該労働者の傷病の回復や就業能力の回復程度などを評価し、就業の可否判断と就業上の配慮について助言することが必要です。

　　今般の厳しい経済情勢によりストレスや悩みを抱える労働者が増え、メンタルヘルス不調によって休業する労働者は増加傾向にあります。こうした状況の中で、メンタルヘルス不調による休業と職場復帰は事業者や労働者とその家族にとって極めて重要な課題となっています。厚生労働省から「労働者の心の健康の保持増進のための指針」（平成18年3月）と「心の健康問題により休業した労働者の職場復帰支援の手引き」（平成16年3月策定、最終改訂平成24年7月）が示されており、各事業場で労働者の心の健康問題の予防から職場復帰に至るまで、適切な対策が講じられることが求められています。

1）労働者の心の健康の保持増進のための指針
　　（平成18年3月策定、最終改正平成27年11月）
　　労働安全衛生法第70条の2第1項の規定に基づき、同法第69条第1項の措置の適切かつ有効な実施を図るための指針として、事業場において事業者が講ずるよう努めるべき労働者の心の健康の保持増進のた

めの措置（メンタルヘルスケア）が適切かつ有効に実施されるよう、原則的な実施方法が定められています。

　同指針では産業医の果たすべき役割が示されており、「事業者に対して就業上の配慮に関する意見を述べること」「長時間労働者等に対する面接指導等の実施」も役割として挙げられています。

> ◆労働安全衛生法
> 第69条　事業者は、労働者に対する健康教育及び健康相談その他労働者の健康の保持増進を図るため必要な措置を継続的かつ計画的に講ずるよう努めなければならない。

2）心の健康問題により休業した労働者の職場復帰支援の手引き
　　（平成16年10月策定、最終改訂平成24年7月）
　この手引きでは復職支援の基本的な流れを5つのステップで推奨しています。その中で第3ステップでは「職場復帰の可否の判断及び職場復帰支援プランの作成」を行いますが、産業医を中心とした産業保健スタッフが判断に必要な情報収集や専門的な助言を行うことを推奨しています。

⑤各種傷病の治療と仕事の両立支援

　　社会全体の高齢化の進行にともない、今後は職場においても労働力の高齢化が進むことが見込まれる中で、疾病を抱えた労働者の治療と仕事の両立への対応が必要となる場面はさらに増えることが予想されています。一方、近年の診断技術や治療方法の進歩により、さまざまな疾病の生存率が向上し、長くつき合う病気（慢性疾患）が増えています。そこで労働者が病気になったからといって、すぐに離職しなければならないという状況が必ずしも当てはまらなくなってきています。

　　このような中、平成28年2月に厚生労働省から「事業場における治療と職業生活の両立支援のためのガイドライン」（現在は「事業場における治療と仕事の両立支援のためのガイドライン」に名称変更）が示されました。その中では、事業者が疾病を抱える労働者を就労させると判断した場合は、業務により疾病が増悪しないよう、治療と仕事の両立のために必要となる一定の就業上の措置や治療に対する配慮を行うことは、労働安全衛生法や同規則の要求事項を踏まえると、労働者の健康確保対策等として位置づけられるとされています。

コラム ⑥

●事業場における治療と仕事の両立支援のためのガイドライン

このガイドラインでは、事業場において適切な就業上の措置を行いつつ、治療に対する配慮が行われるようにするため、関係者の役割、事業場における環境整備、個別の労働者への支援の進め方を含めた、事業場における取組みがまとめられています。また、治療と仕事の両立支援を行うための情報のやりとりに用いる様式例や、労働者や事業者が利用できる支援制度および支援機関の情報も掲載されています。

⑥各種障害に対する合理的配慮

障害者差別解消法（正式名称は「障害を理由とする差別の解消の推進に関する法律」）は、すべての国民が、障害の有無によって分け隔てられることなく、相互に人格と個性を尊重し合いながら共生する社会の実現に向け、障害を理由とする差別の解消を推進することを目的として、平成25年6月に制定されました。障害のある人は、社会の中にあるバリアによって生活しづらい場合があります。この法律では、役所や事業者に対して、障害のある人から、社会の中にあるバリアを取り除くために何らかの対応を必要としているとの意思が伝えられたときに、負担が重すぎない範囲で対応すること（事業者においては、対応に努めること）を求めています（内閣府のリーフレットより一部抜粋）。

この法律が制定される以前から、産業保健の場では障害を持つ労働者が雇用されたとき、あるいは労働者に新たに障害が生じたときに、前述した安全配慮義務を果たすために、産業医が健康診断などの機会を通じて当該労働者に対する職務適性評価や就業措置・支援を行っていました。この法律が加わることによって、そうした意義・目的以外にも、就業の場からバリアを取り除き、働きやすい職場や共生できる会社を創るという意義・目的も持ち合わせて職務適性評価や就業措置・支援を行う必要があるでしょう。

（4）国際連合のWHO／ILO合同委員会が示す産業保健の目的

　国際連合のWHO／ILO合同委員会の報告書（1950年、1995年改訂）の中で、産業保健の目的は「働く人々すべての身体的、精神的および社会的健康を最高度に維持増進させ、労働条件に起因する健康障害を防止し、健康に不利な諸条件から雇用中の労働者を保護し、労働者の生理学的および心理学的特徴に適合する職業環境に労働者を配置し、健康を維持すること、即ち、仕事と人との適合を図ること」と定義されています。職務適性評価とその結果に基づく就業措置・支援はまさしく仕事と人の適合を図るための職務であり、産業保健の中心的な活動といえます。

コラム⑦

●ILOの「労働者の健康サーベイランスのための倫理技術ガイドライン」
　就業適性を判定することが容易ではないからこそ、その基本的な考え方を理解しておく必要があります。労働者の就業適性については、本ガイドラインが基本的な考え方を示しており、就業適性を判定するうえで参考になります。
　①普遍的な適応や絶対的な不適応といった状態は存在しない
　②就業適性の判断はその時点での特定の仕事に対する適性に限られる
　③健康障害による機能障害を過大評価してはならない
　④労働者の適応力と知性を過小評価してはならない
　⑤判定基準を設定することは過剰な簡素化につながるおそれがある

第2章

就業措置・支援 各論

1 一般健康診断と事後措置

　すべての労働者に実施する一般健康診断の結果をもとに、産業医が必要な就業上の配慮について事業者に意見を述べ、実施されるまでの流れと留意事項

> 　職場における健康診断の主な目的の1つは、健康診断結果をもとにその労働者が就業可能な健康状態なのか、何らかの就業制限や就業配慮などの措置が必要なのかについて判断し、実施することです。医師が健康診断の結果を確認し、有所見者には必要であれば面接し受診勧奨や保健指導を行うとともに、就業の状況も確認したうえで、就業の可否や必要な措置の有無について判定し、事業者に意見を述べ、事業者はそれをもとに必要な措置を行います。

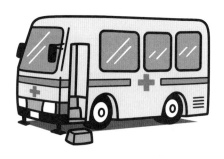

（1）一般健康診断実施後のフロー図

　健康診断の実施は、自施設で行う企業もありますが、多くは健康診断実施を専門とする外部機関（労働衛生機関）や医療機関等で行われます。各検査項目には、「異常なし」「要医療」等の診断区分判定がついてきます。

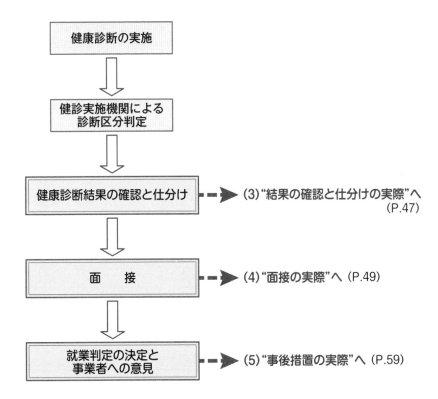

健康診断の実施

↓

健診実施機関による
診断区分判定

↓

健康診断結果の確認と仕分け　▶ (3)"結果の確認と仕分けの実際"へ
　　　　　　　　　　　　　　　　　　　　　　　　　（P.47）

↓

面　接　▶ (4)"面接の実際"へ（P.49）

↓

就業判定の決定と
事業者への意見　▶ (5)"事後措置の実際"へ（P.59）

（2）一般健康診断と事後措置における産業医の役割

　フローの各段階における産業医の役割について一覧表にまとめました。

段　階	産業医の役割
健康診断の実施	・事業者から、健康診断の項目や実施時期・方法について意見を求められることがあります。法定項目の実施は当然ですが、オプション項目についても、その必要性と意義につき専門家としての意見を述べましょう。 ・委託する健診実施機関の選定について意見を求められることがあります。機関の精度管理やプライバシー保護体制等に留意しましょう。 ・産業医が診察等、直接関わる場合と、関わらない場合がありますが、少なくとも健診の実施状況については把握しておきましょう。
健診実施機関による診断区分に関する医師判定	・健康診断の各項目に対して、健診実施機関が「異常なし」「要経過観察」「要医療（精密検査）」などの診断区分をつけます。 ・健康診断結果は、労働者本人宛に配付されます。また、全労働者の結果一覧が事業場にも渡されます。
健康診断結果の確認と仕分け	・事業場に渡された結果一覧を産業医が確認します。産業医による医療判定では、就業上の意見（就業判定）を述べるのに必要な情報を得るため、医療機関受診や産業医面接の設定等の指示を行います。
面　接	・労働者との産業医面接によって、就業状況の確認を行い、就業判定に必要な情報の収集をします。また、受診勧奨等の保健指導を行います。
就業判定の決定、事業者への意見	・労働者の健康情報のみではなく、職場環境や職場の事情、本人の個人的な要因や事情にも配慮して必要な措置を検討します。事業者や上司とも協議しながら検討を進めていきます。

（3）結果の確認と仕分けの実際

> 　産業医は労働者の健診結果を確認するとともに、精密検査・再検査の受診状況と結果や、主治医による管理の状況を確認します。労働者の健康管理に必要な受診指示や保健指導、治療への導入について指示します。就業に支障が生じるような健康状態である場合や、就業が労働者の健康状態を悪化させる可能性がある場合には、労働者との面接の機会を設けてさらなる情報収集を行い、就業上の措置の必要性について検討します。

①健康診断結果の確認

　健康診断結果の様式は、実施した施設や企業固有のフォーマットにより異なります。健康診断項目についても、法定項目のみの場合もあれば、企業の判断により追加した項目が入っていることもあり、さまざまです。各項目には診断区分（異常なし、要経過観察、要受診、など）がつけられています（表1）。この診断区分も健康診断を実施した施設の判定基準によるところがあり、さまざまな医学的な判定がなされます。

〈表1〉健診結果の診断区分例

診断区分	医学的な判定
1	異常なし
2	有所見健康
3	要観察
4	要管理
5	要再検査
6	要受診（精査）
7	要治療
8	治療中

　大きく分けると、「異常なし」、「経過観察」、「要医療」に分かれますが、実施機関によってさまざまな判定基準が存在します。

例）要管理：医師や看護職からの何らかの関与（面接、保健指導など）が必要

②事業場側および産業医が起こすべき行動の決定（仕分け作業）

　この段階で健康診断結果は労働者本人にも通知されていますので、精密検査や治療のために医療機関受診が必要な場合には、自己の判断で受診することが基本です＊。事業場側および産業医が行うべきことは、健康診断の本来の目的に則り、①労働者が就業可能な健康状態なのか、②健康障害を起こさずに就業を続けるために、治療や生活習慣改善が必要なのか、③現在の健康状態のままでは就業を続けるのに許容できないリスクがあると考えられる場合、どのような就業上の配慮を行うべきかについて判断することです。そのために、事業場側および産業医が起こすべき行動を決定するための仕分け作業を行います。

　診断区分が【要観察】や【要受診】【要治療】などのいわゆる"有所見者"への対応は、大きく分けると以下のようになります。

要 自 己 管 理：これまでの経過や問診などの情報から就業上特に問題なさそうなので自己管理に任せる、自己責任で受診させればよいと考えられるもの
事 業 場 管 理：本人の健康管理のために事業場側から受診状況を確認したり、受診勧奨を行った方がよいと思われるもの
要産業医面接：さらなる情報収集や受診勧奨、保健指導等のために産業医面接をした方がよいと思われるもの

　この仕分けの際の基準は、【要受診】に該当した労働者を全員受診するまで管理していく事業場もあれば、健康診断結果を本人に渡した後はほとんど干渉せず、自己責任に任せる事業場までさまざまですが、少なくとも、現在の健康状態で就業を続けるのにリスクが高いと考えられる場合には、産業医の面接を行い、医療機関受診や保健指導により健康状態の回復を促す、あるいは就業時間制限や配置転換などの措

＊厚生労働省の指針では、「事業者は、一次健康診断における医師の診断の結果に基づき、二次健康診断の対象となる労働者を把握し、当該労働者に対して、二次健康診断の受診を勧奨するとともに、診断区分に関する医師の判定を受けた当該二次健康診断の結果を事業者に提出するよう働きかけることが適当である」とあり、二次健康診断の受診は義務ではありません。

置や配慮を行う必要があると思われます。

　産業医が労働者との面接を必要と考える理由、基準の例としては表2のパターンが考えられます。

〈表2〉産業医が労働者との面接を必要と考える理由（例）

> 1）通常勤務に支障はなく、強く受診を勧めるほどではないが、食生活や運動指導などを行いたい
>
> 2）通常の業務には差支えがなさそうだが、本人の健康管理上、ぜひ受診を勧め、治療経過についてもフォローを行いたい
>
> 3）主治医による治療・管理中であるが、産業医が面接を行って治療状況を確認し（数値があまりおもわしくない場合など）、就業上問題のない健康状態かどうかを確認する
>
> 4）就業制限を検討する必要があるため面接を行いたい。未受診者には受診を勧奨し、受診をした者にはその結果や経過の情報も踏まえて就業上の措置を検討する

（4）面接の実際

> 　産業医が労働者と面接を行う場合には、前項で記述したような何らかの目的が存在します。面接を行う前に、聴取すべき情報の整理と受診勧奨を含む行うべき保健指導のシミュレーションをしておきます。

　面接の際には、対象者と今回の面接の目的を共有する必要があります。産業医面接に呼び出しがかかると、対象者本人は自分の健康診断結果が思わしくないことは認識していますので、産業医から叱責を受けると警戒しているかもしれません。まずは、挨拶から始め、面接の目的が対象者の健康状態について問題点を共有することであることを伝え、これからの対応について「一緒に考えていきましょう」という姿勢を示しましょう。健康診断結果の数値の悪い項目を指摘し、受診を強い口調で勧めたり、一方的に生活習慣改善を指導したりするのではなく、仕事の状況や

通勤の状況、生活環境など幅広く情報を収集し、全人的に対象者のことを把握するように心がけ、「現在、抱えている精神的なストレスはないか」等についても心配りができると、良好な人間関係を築くことができます（表3）。そのうえで、現在の生活環境・就業環境の中で、健康問題を解決していくための実現可能な生活習慣改善を提案、あるいは対象者本人による気づきや決意を引き出すことが肝要です。就業制限を検討しなければならないほど健康状態が悪化して、かつ放置している労働者であっても、それには何らかの「理由」があるはずです。面接の中で、対象者を全人的に把握することにより、その「理由」に気づき、適切な指導につなげることができるでしょう。

〈表3〉 面接の場で収集すべき情報と対応

1）生活環境

起床・就寝時刻、睡眠時間・質、食生活（3食の摂取状況・時刻、食べ物の好き嫌いなど）、運動習慣、過去の運動習慣、趣味、家族の情報（配偶者・子供の有無、親などの同居者）、家庭と仕事の両立に関する考え方等

2）職場環境

通勤時間・手段、勤務形態（日勤、交替勤務）、雇用形態（正規社員、臨時社員、パート等）、業務内容、仕事の負担度（月当たりの残業時間、仕事の質・困難さ、上司・同僚などとの人間関係や協力体制）、温湿度・騒音などの作業環境、出張の有無・頻度、その他生活習慣改善の妨げとなる職場状況等

3）健康情報

各健診項目の医学的意義、正常値を外れた項目に関する病的意義と改善法、これまでの受診・治療歴と現在の通院状況、要受診項目について受診時に想定される検査と治療、現在の健康状態で就業を続けた場合に想定される本人と会社のリスク（＋改善する必要性）、現在の健康状態に関する労働者本人の考え等

これから、表2の「産業医が労働者の面接を必要と考える理由（例）」（P.49）の4つのパターンを、事例をもとに解説します。

パターン1 ：通常勤務に支障はなく、強く受診を勧めるほどではないが、
食生活や運動指導などを行いたい

〈表4〉 定期健康診断結果（例：製薬会社のMR）

健診日	2017年5月11日		2016年11月22日		2016年5月18日	
年齢（性）	41　男		40　男		40　男	
既往歴						
自覚症状						
他覚所見	特になし		特になし		特になし	
身長（cm）	162.4	BF	162.1	BF	162.0	BF
体重（kg）	86.3		85.1		84.6	
腹囲（cm）	106.0				99.0	
BMI	32.7		32.4		32.2	
視力（左・右）	（1.2・0.9）		（0.9・1.2）		（0.9・0.9）	
聴力	異常なし		異常なし		異常なし	
胸部レントゲン	異常なし		異常なし		異常なし	
血圧（最高／最低）	125/84	B	114/74		104/54	
赤血球数（万／mL）	554				533	
血色素（g/dL）	16.4				16.0	
AST（IU/L）	46	G			77	G
ALT（IU/L）	101				156	
γ－GTP（IU/L）	61				86	
クレアチニン（mg/dL）	0.74				0.79	
HDL－c（mg/dL）	66	BF			79	BF
LDL－c（mg/dL）	146				149	
中性脂肪（mg/dL）	99				48	
尿酸（mg/dL）	7.5				7.7	
血糖（g/dL）	82				78	
尿検査（糖・蛋白）	（－・－）				（－・－）	
心電図（所見）	異常なし				上室性期外収縮	G
総合判定	要受診：肝機能				要受診：肝機能	

A：異常なし　　B：有所見健康　　BF：要経過観察　　D：要管理　　G：要受診

■ 解　説 ■

　半年前に採血のない健康診断を受けています。深夜勤務などがあり、特定業務従事者健診を受けているのでしょうか。職業上生活が不規則になりやすいと思われます。1年前に肝機能で「要受診」の判定を受けていますが、未受診のようです。BMIが高いことを考えると脂肪肝の可能性が高いと思われますが、ウイルス性肝炎の可能性も否定できませんので、一度精密検査のための受診は勧めたいところです。今すぐ通常勤務に支障が出るような健康状態とは思われませんが、本人の健康管理のため、また健康管理意識の向上のためにも産業医としては一度面接を実施し、指導を行いたいところです。ただし、他の産業医業務の優先度が高く、十分に保健指導に時間が取れない場合にはそちらを優先することもあり得ます。

■ 面接の結果 ■

　裁量労働制で、労働時間の管理が不十分、接待で帰宅が夜中遅くなることや、仕事を自宅で行い、直行直帰（会社のオフィスを経由しない）も多いようです。裁量労働制の社員には、会社の方針で、年2回の健康診断を実施しているとのことでした。生活が不規則になりやすく、仕事のオン・オフの切替えがうまくできにくい環境です。学生時代は運動部に所属していましたが、最近は運動をする時間もなかなか取れず、徐々に肥満傾向になっているとのこと。一通りの食事・運動指導を行った後に、自分の健康に一度目を向ける意味でも、医療機関を受診し、肝炎ウイルス検査や腹部エコー検査などを受けてみましょうという話をしました。また、産業医と本人との間で「オン・オフの切替えが大事」という共通認識を持ちました。

パターン2 ：通常の業務には差支えがなさそうだが、本人の健康管理上、
　　　　　　ぜひ受診を勧め、治療経過についてもフォローを行いたい

〈表5〉定期健康診断結果（例：事務職）

健診日	2017年5月26日		2016年5月14日		2015年5月8日	
年齢（性）	26 女		25 女		24 女	
既往歴						
自覚症状						
他覚所見	特になし		特になし		特になし	
身長（cm）	153.8		154.1		153.7	
体重（kg）	47.0		47.8		45.4	
腹囲（cm）	73.0		74.0		75.0	
BMI	19.9		20.1		19.2	
視力（左・右）	(0.4・0.8)	B	(0.6・0.7)	B	(0.5・0.9)	B
聴力	異常なし		異常なし		異常なし	
胸部レントゲン	異常なし		異常なし		異常なし	
血圧（最高／最低）	144/92	BF	137/90	BF	124/76	
赤血球数（万／mL）	441		445		449	
血色素（g/dL）	13.1		13.0		13.4	
AST（IU/L）	17		15		19	
ALT（IU/L）	13		15		18	
γ－GTP（IU/L）	20		23		22	
クレアチニン（mg/dL）	0.47		0.44		0.42	
HDL－c（mg/dL）	85		68		78	
LDL－c（mg/dL）	121		115		114	
中性脂肪（mg/dL）	33		104		75	
尿酸（mg/dL）	3.6		3.3		3.3	
血糖（g/dL）	87		100		97	
尿検査（糖・蛋白）	(－・3＋)	G	(－・2＋)	G	(－・2＋)	G
心電図（所見）	所見なし		所見なし		所見なし	
総合判定	要受診：尿蛋白		要受診：尿蛋白		要受診：尿蛋白	

A：異常なし　B：有所見健康　BF：要経過観察　D：要管理　G：要受診

1

一般健康診断と事後措置

53

■ 解　説 ■

　20歳代の若い女性で尿蛋白が出ています。前々回から指摘されていますが、受診し精密検査を受けたかどうかは不明です。血圧もやや高めを推移していますし、慢性腎炎の有無についての検査が必要と思われます。通常の勤務に差支えはなさそうですが、本人の今後の健康管理を考えると、面接を行い、これまでの受診状況の確認とともに、慢性腎炎に関する医療指導、受診勧奨を行います。

■ 面接の結果 ■

　蛋白尿については、入社時（8年前）から指摘されていました。一度病院で検査を受けましたが、特に異常はないので様子を見ましょう（詳細不明）とのこと。それ以後は受診していません。慢性腎臓病についての医学的説明（ステージ経過、eGFRなど）、確定診断の方法（腎生検など）を説明し、若いときでも経過を見る必要があると話をしました。病院ではあまり詳しい説明を受けた記憶がないらしく、これを機会に受診して検査を受けることになりました。医療機関側だけでなく、職域で産業医が関わることにより、疾患管理のコンプライアンスが良くなる利点もあります。

パターン3：主治医による治療・管理中であるが、産業医が面接を行って治療状況を確認し（数値があまりおもわしくない場合など）、就業上問題のない健康状態かどうかを確認する

〈表6〉定期健康診断結果（例：工場中央監視室、3直2交替勤務）

健診日	2017年4月24日		2016年11月9日		2016年5月12日	
年齢（性）	56　男		55　男		55　男	
既往歴	高血圧治療中 尿管結石		高血圧治療中		高血圧治療中	
自覚症状	喉の渇き					
他覚所見	特になし		特になし		特になし	
身長（cm）	166.7		165.6		165.9	
体重（kg）	74.1	BF	71.6	BF	74.2	BF
腹囲（cm）	95.5				95.2	
BMI	26.7		26.1		27.0	
視力（左・右）	(1.5・1.0)		(0.9・1.2)		(0.6・0.9)	
聴力	低下／低下	G	低下／低下	G	低下／低下	G
胸部レントゲン	大動脈蛇行	BF	異常なし		異常なし	
血圧（最高／最低）	161/102	D	126/82	B	126/74	
赤血球数（万／mL）	471		471		445	
血色素（g/dL）	14.7		14.4		14.0	
AST（IU/L）	22		31		28	
ALT（IU/L）	17	G	23	G	21	G
γ－GTP（IU/L）	90		109		127	
クレアチニン（mg/dL）	0.87		1.21	BF	1.10	
HDL－c（mg/dL）	61		65		63	
LDL－c（mg/dL）	151		140		133	
中性脂肪（mg/dL）	188		156		164	
尿酸（mg/dL）	7.6		7.9		6.7	
血糖（g/dL）	88		85		81	
尿検査（糖・蛋白）	(−・−)		(−・＋)	G	(−・±)	
心電図（所見）	高電位（左室）	BF			左室肥大	BF
総合判定	要受診：肝障害、聴力		要受診：肝障害、聴力、尿蛋白		要受診：肝障害、聴力	

A：異常なし　B：有所見健康　BF：要経過観察　D：要管理　G：要受診

55

一般健康診断と事後措置

■ 解　説 ■

　高血圧は治療中、主治医管理中のようですが、昨年に比べてやや数値が高いようです。治療状況の確認の意味もあり、産業医面接を行いました。

■ 面接の結果 ■

　定期的通院、内服は継続しているようですが、夜勤明けの朝などは時々血圧が高くなるそうです。肝機能については主治医にも診てもらっており、飲酒量を控えるように注意されているとのこと。聴力については、数年前に耳鼻科で診てもらったが、治療の必要はなく、症状固定のようです。主治医のもとでの高血圧治療の継続を指導するとともに「通常勤務可」の就業判定をしました。

（パターン4）：就業制限を検討する必要があるため面接を行いたい。未受診者には受診を勧奨し、受診をした者にはその結果や経過の情報も踏まえて就業上の措置を検討する

〈表7〉定期健康診断結果（例：工場現場監督、3交替勤務）

健診日	2017年5月27日		2016年5月13日		2015年5月15日	
年齢（性）	61　男		60　男		59　男	
既往歴	高血圧 胃十二指腸潰瘍 貧血					
自覚症状	胃痛、腹痛、倦怠感、疲労感 せき・たん、のどがひどく渇く 首肩のこり・背部痛、関節痛 筋肉痛、腫れ、熟睡できない					
他覚所見	特になし		特になし		特になし	
身長（cm）	162.6		162.5		164.5	
体重（kg）	54.8		57.2		57.2	
腹囲（cm）	74.0		73.0		73.0	
BMI	20.7		21.7		21.1	
視力（左・右）	(0.5・1.5)	B	(0.5・0.7)	B	(0.9・1.5)	
聴力	異常なし		異常なし		異常なし	
胸部レントゲン	異常なし		胸膜肥厚、 胸膜癒着	BF	異常なし	
血圧（最高／最低）	220/102	G	157/104	G	164/84	BF
赤血球数（万／mL）	352	G	364	G	408	B
血色素（g/dL）	11.3		11.8		13.2	
AST（IU/L）	51		43		32	
ALT（IU/L）	23	G	20	BF	17	BF
γ－GTP（IU/L）	52		47		65	
クレアチニン（mg/dL）	0.79		0.73		0.71	
HDL－c（mg/dL）	83		83		60	
LDL－c（mg/dL）	100		114	B	96	B
中性脂肪（mg/dL）	56		36		184	
尿酸（mg/dL）	5.9		6.0		5.6	
血糖（g/dL）	116	BF	102		85	
尿検査（糖・蛋白）	(－・2＋)	G	(－・2＋)	G	(－・±)	

心電図（所見）	異常なし		異常なし		異常なし	
総合判定	要受診：血圧、貧血、肝機能、尿蛋白		要受診：血圧、貧血、尿蛋白		経過観察：血圧、肝機能	

A：異常なし　　B：有所見健康　　BF：要経過観察　　D：要管理　　G：要受診

■ 解　説 ■

　血圧がかなり高く、既往歴に高血圧の記載があるものの、治療中かどうか定かではありません。自覚症状もいろいろな愁訴が見られており、疲労が蓄積している可能性もあります。Ⅲ度高血圧の状態であり、このまま勤務させておくと脳・心疾患の発症のリスクも高いと思われます。こういう場合は産業医面接は必須で、健康状態や就業状態を確認するまでは「就業判定保留」にして、該当労働者の呼び出しを強く職制に働きかけました。

■ 面接の結果 ■

　この事例では、前年までは血圧の治療を行っていたが仕事が忙しくて病院に行く暇がなくなった、そのため、疲労も蓄積していて全身倦怠感や不眠などの症状も出ていました。本人の同意のうえ、衛生管理者を通して、上司に対して現在の健康状態や脳・心疾患などの発症のリスクについて説明を行いました。現場も納得のうえで、治療を再開し血圧のコントロールが落ち着くまでは日勤のみの勤務とし、併せて残業を禁止することにしました。

（5）事後措置の実際

> 　健康診断の実施後やその他の機会に行った労働者の健康状態の評価において、現在の就業を続けることにより健康状態が悪化するリスクが高いと思われる場合には、就業制限や就業上の配慮が必要になります。産業医は必ず労働者と面接を行い、就業の状況や職場環境、労働者や職場の事情を確認しましょう。そして、職場や事業者と一体となって最も妥当な措置を検討、実施します。

　就業判定には労働者の仕事を制限することが含まれるため、中立性、科学的妥当性、安全配慮、人権への配慮など高度な判断が必要とされます。しかし、産業医が実施する就業判定について、適用範囲や、その内容、判断基準など共通の認識が存在しているとはいえないのが現状です。

　現在実施されている就業判定の実態を調査したところ、就業措置は5つの類型に分類できることがわかりました（表8）。

　一般健康診断の事後措置として実施されるのは、主に類型1～3のパターンになります。ここでは、この3つの類型について事例を含めて詳しく説明をします。

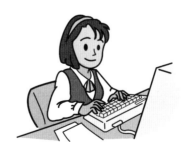

〈表８〉就業措置の５つの類型

類型１：仕事が持病を悪化させるおそれのある場合の就業措置

類型２：事故・災害リスクを予防するための就業措置

類型３：健康管理（保健指導・受診勧奨）のための就業措置

類型４：企業・職場への注意喚起・コミュニケーションを目的とした就業措置

　　　　健康上の問題が主に仕事内容や職場環境にある場合に、職場環境の改善や事業主への問題提起として就業制限を実施する場合があります。過重労働が頻発する職場で、高血圧の管理が不十分な労働者に一律、月45時間以上の残業を禁止する等の例があります。労働者への措置を取ることで本質的には職場への介入を意図しているとも解釈できます。

類型５：業務への適性判断から行われる就業措置

　　　　健康上の理由や能力的な適性から業務を制限する場合の措置です。弱視者のパソコン作業を制限したり、軽度の発達障害などにより計算能力が低い労働者に、高度な計算を要求する部署への配属を制限するなどの例があります。

　　藤野善久 他「産業医が実施する就業措置の文脈に関する質的調査」（『産業衛生学雑誌』54巻６号、2012年）270-271頁をもとに作成

類 型 1 ：仕事が持病を悪化させるおそれのある場合の就業措置

　就業が労働者の健康や疾病経過に悪い影響を与えると予見される場合に実施される措置です。この類型は、労働安全衛生法第68条、および労働安全衛生規則第61条にある「就業で病勢が著しく増悪する」際に実施される「病者の就業禁止」の考え方に基づき、就業禁止だけでなく、就業措置全般への適用を意図するものです。この措置を講じる際には、臨床的な判断が必要と考えられます。

　必要に応じて、労働者の同意のうえで主治医とコミュニケーションを取り、情報交換を行いましょう。

具体例

・心不全のある労働者に対して過度な重筋作業を禁止する
・重度の高血圧未治療者に対して、深夜勤務を禁止する
・腰痛のある労働者の重筋作業を禁止する
・職場不適応によるメンタルヘルス不調者の配置転換を行う

事 例　44歳　男性
（業種、作業内容）
　システム開発業務
（事例の詳細）
　健康診断での血圧が190/98mmHgであり、未治療のようであったので産業医面接を行った。長期にわたり業務が多忙で疲労が蓄積しており、内科へ紹介し内服治療を開始したが十分な血圧の改善が見られなかった。そのうえ、不眠、めまいなどの症状も出現したため、内科に加え心療内科も紹介受診した。時間外労働禁止も検討したが、職場全体が繁忙のため疲弊しており、人員の補充も早急には難しい状況であったため、月40時間以内の残業制限を行うとともに、業務配分の再調整を行った。その後、不眠は改善し、収縮期血圧150〜160mmHg程度に改善した。

┌─ 類　型　2 ：事故・災害リスクを予防するための就業措置 ─┐

　ある特定の疾患によって特徴的に発症確率が高まるとされる事態が生じた際に、随伴して発生する可能性のある事故を予防する目的で就業制限を行います。特に突然死や失神などの意識障害を併発するような疾患に適応されます。また、疾患に関連して生じる可能性のある災害、事故、大規模災害などに備えるための企業リスク管理としての観点を含むものです。

具体例

・てんかんのある労働者の運転作業を禁止する
・糖尿病コントロールの不良の労働者の高所・暑熱作業を禁止する

事　例　46歳　男性

（業種、作業内容）

　クレーン運転業務（重量物取扱い作業あり）

（事例の詳細）

　健康診断でHbA1c 11.8％と高値で主治医を紹介し治療導入したが、翌年の健康診断でもHbA1c 13.4％と高値であったため、面接すると、治療を自己中断していたことが確認された。その時点で「治療継続を前提として就業可能」という就業判定を行い、治療を再開させた（インスリン治療を開始）。その後、低血糖発作等の出現の有無、治療継続しているかの確認を目的として定期的な面接フォローアップを行った。定期面接では、検査結果データについて、HbA1c 7.5％程度、インスリン2回射ちを継続しているという報告を口頭で受けていたが、さらに翌年の健康診断で空腹時血糖322mg/dL、HbA1c 18.5％と異常高値であったため、本人に確認すると、これまでの口頭報告はすべて虚偽で主治医の受診は1回しかしていないことが判明した。本人の了解を得て上司、人事に状況を説明。業務がクレーン運転であり、現在の就業を続けたら周囲を巻き込む事故を引き起こすおそれがあることについて説明を行った。本人に説明し同意を得たうえで、「主治医の就業可能の意見書が出るま

で就業禁止」とした。その後、主治医を受診し、血糖をコントロール（診療情報提供書より）できたため、定期的に主治医から診療情報の提供を受けることを条件に就業を再開した。

───　類　型　3　：健康管理（保健指導・受診勧奨）のための就業措置　───

　労働者の受診や生活習慣の改善を促すために、就業制限を適用する場合もあります。特に労働時間など就業環境が受診の阻害要因になっている際に、これらを調整して受診を促す必要があります。労働安全衛生法に基づく、保健指導実施義務を明示的に実施する措置です。

■具体例■
　・高血圧を放置している労働者に対して、運転作業の禁止や残業禁止を適用して、受診を促す

■事　例■　34歳　男性
（業種、作業内容）
　電子部品製造（クリーンルーム内、3交替）
（事例の詳細）
　健康診断にて空腹時血糖値252mg/dlのため産業医面接を行い、受診勧奨した。就業判定は「判定保留」とし、「1ヵ月以内に医療機関を受診し、高血糖その他について指導や治療を受けること、その後再度就業判定を行う」とした。判定保留の時期は交替勤務を禁止する制限も考慮したが、収入面から本人の生活設計への影響が大きいという現実があり、面接時の本人の意識を見ると、確実な受診と改善が期待できそうであったので制限は行わなかった。その後、受診し治療開始、食事療法と運動療法もあり体重減少、コントロールも大幅改善したため、フォローアップ面談で就業判定「通常勤務可」とした。

> **参考資料**
>
> 　就業制限を検討する健診項目の数値基準：複数の産業医（85人）に対して調査票によるデルファイ法を用いた調査を行った結果、就業制限をかけるかもしれない基準として下記の項目、数値でコンセンサスが得られました。
>
> 収縮期血圧　180mmHg（72.0%）　　拡張期血圧　110mmHg（85.9%）
> 空腹時血糖　200mg/dL（69.1%）　　随時血糖　300mg/dL（76.9%）
> HbA1c　10%（62.3%）　　　　　　　Hb　8g/dL（62.3%）
> ALT　200mg/dl（61.7%）　　　　　　クレアチニン　2.0mg/dl（67.2%）
>
> 　　　　　　　　　Tateishi et. al. (2016) Journal of Occupational Health

（6）一般健康診断と事後措置に関する法令

①労働安全衛生法

> **（健康診断）**
>
> **第66条**　事業者は、労働者に対し、厚生労働省令で定めるところにより、医師による健康診断を行わなければならない。
>
> 2　事業者は、有害な業務で、政令で定めるものに従事する労働者に対し、厚生労働省令で定めるところにより、医師による特別の項目についての健康診断を行わなければならない。有害な業務で、政令で定めるものに従事させたことのある労働者で、現に使用しているものについても、同様とする。
>
> 3　事業者は、有害な業務（中略）に従事する労働者に対し、歯科医師による健康診断を行わなければならない。
>
> 4　都道府県労働局長は、労働者の健康を保持するため必要があると認める時は、（中略）事業者に対し、臨時の健康診断の実施その他必要な事項を指示することができる。
>
> 5　労働者は、前各項の規定により事業者が行う健康診断を受けなければならない（中略）。

（自発的健康診断の結果の提出）
第66条の2　（略）

（健康診断の結果の記録）
第66条の3　（略）

（健康診断の結果についての医師等からの意見聴取）
第66条の4　事業者は、（中略）　健康診断の結果（当該健康診断の項
　　目に異常の所見があると診断された労働者に係るものに限る。）に基づ
　　き、当該労働者の健康を保持するために必要な措置について、厚生労
　　働省令で定めるところにより、医師又は歯科医師の意見を聴かなけれ
　　ばならない。

（健康診断実施後の措置）
第66条の5　事業者は、前条の規定による医師又は歯科医師の意見を
　　勘案し、その必要があると認めるときは、当該労働者の実情を考慮して、
　　就業場所の変更、作業の転換、労働時間の短縮、深夜業の回数の減少
　　等の措置を講ずるほか（中略）適切な措置を講じなければならない。
2　厚生労働大臣は、前項の規定により事業者が講ずべき措置の適切か
　　つ有効な実施を図るため必要な指針を公表するものとする。
3　（略）

（健康診断の結果の通知）
第66条の6　（略）

（保健指導等）
第66条の7　事業者は、第66条第1項の規定による健康診断（中略）の
　　結果、特に健康の保持に努める必要があると認める労働者に対し、医
　　師又は保健師による保健指導を行うように努めなければならない。
2　労働者は、前条の規定により通知された健康診断の結果及び前項の
　　規定による保健指導を利用して、その健康の保持に努めるものとする。

> （面接指導等）
> 第66条の8　（略）
> 第66条の9　（略）

②健康診断結果に基づき事業者が講ずべき措置に関する指針
　（改正　平成29年4月公示第9号）
　　この指針は、労働安全衛生法第66条の5の第2項に基づき公示されました。健康診断の結果に基づく就業上の措置が、適切かつ有効に実施されるため、就業上の措置の決定・実施の手順に従って、健康診断の実施、健康診断の結果についての医師等からの意見の聴取、就業上の措置の決定、健康情報の適正な取扱い等についての留意事項を定めたものです。

2 長時間労働者の面接指導*

　過重労働対策の一環として長時間労働や疲労の蓄積が認められる者への面接指導を行う方法

- 労働時間が一定レベル（月間残業時間が45時間）を超えると、超過した労働時間の長さに反比例する形で、睡眠時間が短くなることが知られています。また、1日5時間未満の睡眠では業務による疲労の蓄積が起こりやすくなり、脳・心臓疾患の発症リスクが高まると考えられています。
- 国は平成18年度の労働安全衛生法改正時に、医師による「面接指導」を義務化しました。これにより、事業者は一定基準以上の長時間労働者に対してさまざまな対策を講じることが求められています。また裁量労働制やみなし労働時間制で働く労働者、管理職等は、一般に残業代の支払い義務はないものの労働時間を把握して面接指導の対象者にすることが必要です。
- 平成31年4月の労働安全衛生法改正では、長時間労働等で健康リスクが高まる労働者を見逃さないようにするため、産業医・産業保健の機能とともに長時間労働者への面接指導が強化されました。改正の主なポイントは、以下のとおりです。
  - ▶面接指導対象要件の拡大：1ヶ月の時間外・休日労働が80時間を超え、かつ、疲労の蓄積が認められる労働者について、面接指導が必要となりました。
  - ▶研究開発業務従事者、高度プロフェッショナル制度適用者に対する面接指導の義務化：時間外・休日労働等が100時間を超える研究開発業務従事者や高度プロフェッショナル制度適用者については、本人の申出がなくても、面接指導を行うことが義務化されました。

＊この章では、法令用語が「面接指導」となっているため、「面接」を「面接指導」に統一して記述しています。

▶対象者への情報通知義務：1ヶ月の時間外・休日労働が80時間を超えた労働者に対して、速やかに労働時間に関する情報を通知しなければなりません。

▶労働時間の状況の把握義務：タイムカードや、パソコンのログイン・ログアウト時間等、客観的な記録によって労働時間を把握しなければなりません。

・平成27年9月15日付け基発0915第5号（一部改正：令和2年11月19日付け基発1119第2号）では、情報通信機器（遠隔ツールを含む）を用いた面接指導の実施について、「医師に対する条件」、「情報通信機器に関する条件」、「実施方法に関する条件」、「緊急時の対応体制に関する条件」などが「情報通信機器を用いた面接指導の実施に係る留意事項」として記されました。これにより、一定の条件を満たすことで遠隔ツールを用いた面談ができるようになりました。要点は以下の通りです。

【情報通信機器を用いた面接指導の実施に係る留意事項】

(1)事業者は、面接指導を実施する医師に対し、面接指導を受ける労働者が業務に従事している事業場に関する事業概要、業務の内容及び作業環境等に関する情報並びに対象労働者に関する業務の内容、労働時間等の勤務の状況及び作業環境等に関する情報を提供しなければならないこと。また、面接指導を実施する医師が、以下のいずれかの場合に該当することが望ましいこと。

　①面接指導を実施する医師が、対象労働者が所属する事業場の産業医である場合。

　②面接指導を実施する医師が、契約（雇用契約を含む）により、少なくとも過去1年以上の期間にわたって、対象労働者が所属する事業場の労働者の日常的な健康管理に関する業務を担当している場合。

　③面接指導を実施する医師が、過去1年以内に、対象労働者が所属する事業場を巡視したことがある場合。

　④面接指導を実施する医師が、過去1年以内に、当該労働者に

指導等を実施したことがある場合。

(2)面接指導に用いる情報通信機器が、以下の全ての要件を満たすこと。

①面接指導を行う医師と労働者とが相互に表情、顔色、声、しぐさ等を確認できるものであって、映像と音声の送受信が常時安定しかつ円滑であること。

②情報セキュリティ（外部への情報漏洩の防止や外部からの不正アクセスの防止）が確保されること。

③労働者が面接指導を受ける際の情報通信機器の操作が、複雑、難解なものでなく、容易に利用できること。

(3)情報通信機器を用いた面接指導の実施方法等について、以下のいずれの要件も満たすこと。

①情報通信機器を用いた面接指導の実施方法について、衛生委員会等で調査審議を行った上で、事前に労働者に周知していること。

②情報通信機器を用いて実施する場合は、面接指導の内容が第三者に知られることがないような環境を整備するなど、労働者のプライバシーに配慮していること。

(4)情報通信機器を用いた面接指導において、医師が緊急に対応すべき徴候等を把握した場合に、労働者が面接指導を受けている事業場その他の場所の近隣の医師等と連携して対応したり、その事業場にいる産業保健スタッフが対応する等の緊急時対応体制が整備されていること。

・上記のような社会背景ならびに法令改正などを踏まえ、ここでは長時間労働者に対する面接指導を行う際の方法ならびに留意点について解説します。

（1）長時間労働者に対する面接指導のフロー図

　長時間労働者に対する面接指導は、以下のフローに従って実施します。

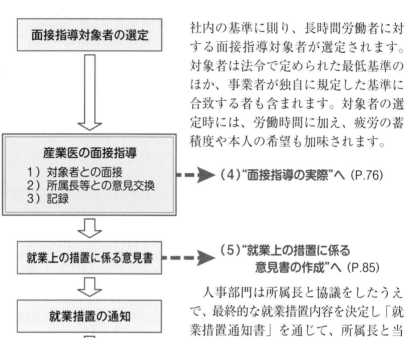

社内の基準に則り、長時間労働者に対する面接指導対象者が選定されます。対象者は法令で定められた最低基準のほか、事業者が独自に規定した基準に合致する者も含まれます。対象者の選定時には、労働時間に加え、疲労の蓄積度や本人の希望も加味されます。

（4）"面接指導の実際"へ（P.76）

（5）"就業上の措置に係る
　　意見書の作成"へ（P.85）

　人事部門は所属長と協議をしたうえで、最終的な就業措置内容を決定し「就業措置通知書」を通じて、所属長と当該労働者に提出します。

　所属長は適切な就業措置を実施します。また当該労働者本人も決められた就業措置の内容を守ります。

　長時間残業が部署内全体に見られる場合には、個人に対する就業措置だけでなく、組織的な対応を講じることが求められる場合もあります。また措置の内容は必要に応じて見直されます。

（2）長時間労働者の面接指導における産業医の役割

段　階	産業医の役割
面接指導対象者の選定	・企業、事業場内における面接指導対象者の選定基準の策定に関与しましょう。 ・所定労働時間を超える月間残業時間が45時間以上の労働者のうち、疲労度調査や健康診断の結果から医師による面接指導が必要と思われる対象者を選定します。
産業医の面接指導 　1）対象者との面接	・対象者との面接指導を実施します。 ・面接指導の結果、所属長等との意見交換が必要な場合には機会を設定します。
2）所属長等との意見交換	・所属長等から対象者に関する就業状況、勤務の実態、上司から見た健康状態等を確認します。 ・状況に応じた就業措置の必要性を説明し、実現の可能性を含めた意見交換を行います。（意見交換の際に提供する情報は、本人からの了承が得られた範囲に限定しましょう）
就業上の措置に係る意見書の作成	・面接対象者に対して就業措置が必要と判断した場合には、意見書を作成します。その際、本人ならびに所属長等との面接指導で得られた情報を参考にしましょう。
就業措置の通知・実施	・就業措置は事業者が行います。産業医として、意見書に記した内容がどのように行われているか確認しましょう。
就業措置の見直し	・就業制限を設定した場合は、その有効期限を明記するとともに、フォローアップの面接で就業制限の変更を行います。

(3) 対象者の選定

　対象者の選定は法令で定められた基準があります（表1）。法改正を受け、研究開発業務従事者と高度プロフェッショナル制度適用者は、一定の条件に該当すると（およそ月間100時間超の長時間残業となった場合には）、本人の申し出の有無に関わらず労働時間のみで面接指導の対象となる（罰則付きの）義務が制定されたほか、裁量労働制や管理監督者を含む労働者の場合、時間外労働に加えて労働者からの疲労蓄積の申出があると面接指導の対象（義務）となります。また、長時間労働が続いている労働者の疲労蓄積を把握するには、「労働者の疲労蓄積度自己診断チェックリスト」（P. 74, 75参照）などが便利です。

　さらに、企業によっては、法令の基準をカバーしたうえで、独自の基準によって実施しているところもあります。その際、面接指導の対象者は、できるだけ広くすることが一見よさそうですが、面接時間の分だけ、忙しい労働者を拘束することになるとともに、産業医の限られた活動時間の多くを面接指導に使ってしまうことになりかねません。そこで、原則として、面接指導を実施する時間外労働の時間数の基準と、疲労蓄積の問診票等の記載内容で面接指導の実施を判断する時間数の基準、といったように2段階に分けて対応することがしばしば行われています。

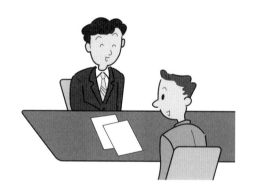

〈表1〉 対象者の選定基準

労働者 （裁量労働制、 管理監督者含む）	①義務	月80時間超の時間外・休日労働を行い、疲労蓄積があり面接指導を申し出た者	安衛法第66条の8 安衛則第52条の2
	②努力義務	事業者が自主的に定めた基準に該当する者	安衛法第66条の9 安衛則第52条の8
研究開発業務従事者	①義務 （罰則付き）	月100時間超の時間外・休日労働を行った者	安衛法第66条の8の2 安衛則第52条の7の2
	②義務	月80時間超の時間外・休日労働を行い、疲労蓄積があり面接指導を申し出た者	安衛法第66条の8 安衛則第52条の2
	③努力義務	事業者が自主的に定めた基準に該当する者	安衛法第66条の9 安衛則第52条の8
高度プロフェッショナル制度適用者	①義務 （罰則付き）	1週間当たりの健康管理時間が40時間を超えた時間について、月100時間超行った者	安衛法第66条の8の4 安衛則第52条の7の4
	②努力義務	①の対象者以外で面接を申し出た者	安衛法第66条の9 安衛則第52条の8

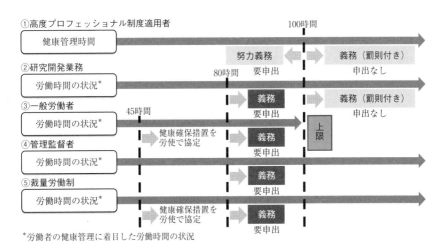

出典：労災疾病臨床研究事業費補助金「長時間労働者への医師による面接指導を効果的に実施するためのマニュアルの作成」（平成30年度〜令和2年度 総合研究報告書 研究代表者 堀江正知）

労働者の疲労蓄積度自己診断チェックリスト

記入年月日＿＿＿＿年＿＿月＿＿日

このチェックリストは、労働者の仕事による疲労蓄積を、自覚症状と勤務の状況から判定するものです。

1.最近1か月間の自覚症状について、各質問に対し最も当てはまる項目の□に✓を付けてください。

1．イライラする	□ ほとんどない (0)	□ 時々ある (1)	□ よくある (3)
2．不安だ	□ ほとんどない (0)	□ 時々ある (1)	□ よくある (3)
3．落ち着かない	□ ほとんどない (0)	□ 時々ある (1)	□ よくある (3)
4．ゆううつだ	□ ほとんどない (0)	□ 時々ある (1)	□ よくある (3)
5．よく眠れない	□ ほとんどない (0)	□ 時々ある (1)	□ よくある (3)
6．体の調子が悪い	□ ほとんどない (0)	□ 時々ある (1)	□ よくある (3)
7．物事に集中できない	□ ほとんどない (0)	□ 時々ある (1)	□ よくある (3)
8．することに間違いが多い	□ ほとんどない (0)	□ 時々ある (1)	□ よくある (3)
9．仕事中、強い眠気に襲われる	□ ほとんどない (0)	□ 時々ある (1)	□ よくある (3)
10．やる気が出ない	□ ほとんどない (0)	□ 時々ある (1)	□ よくある (3)
11．へとへとだ（運動後を除く）	□ ほとんどない (0)	□ 時々ある (1)	□ よくある (3)
12．朝、起きた時、ぐったりした疲れを感じる	□ ほとんどない (0)	□ 時々ある (1)	□ よくある (3)
13．以前とくらべて、疲れやすい	□ ほとんどない (0)	□ 時々ある (1)	□ よくある (3)

＜自覚症状の評価＞　各々の答えの（　）内の数字を全て加算してください。　合計 ＿＿＿ 点

Ⅰ	0〜4点	Ⅱ	5〜10点	Ⅲ	11〜20点	Ⅳ	21点以上

2.最近1か月間の勤務の状況について、各質問に対し最も当てはまる項目の□に✓を付けてください。

1．1か月の時間外労働	□ ない又は適当 (0)	□ 多い　　　　(1)	□ 非常に多い　(3)
2．不規則な勤務（予定の変更、突然の仕事）	□ 少ない　　 (0)	□ 多い　　　　(1)	―
3．出張に伴う負担（頻度・拘束時間・時差など）	□ ない又は小さい (0)	□ 大きい　　　(1)	―
4．深夜勤務に伴う負担（★1）	□ ない又は小さい (0)	□ 大きい　　　(1)	□ 非常に大きい(3)
5．休憩・仮眠の時間数及び施設	□ 適切である　 (0)	□ 不適切である(1)	―
6．仕事についての精神的負担	□ 小さい　　　(0)	□ 大きい　　　(1)	□ 非常に大きい(3)
7．仕事についての身体的負担（★2）	□ 小さい　　　(0)	□ 大きい　　　(1)	□ 非常に大きい(3)

★1：深夜勤務の頻度や時間数などから総合的に判断して下さい。深夜勤務は、深夜時間帯（午後10時－午前5時）
　　の一部または全部を含む勤務を言います。
★2：肉体的作業や寒冷・暑熱作業などの身体的な面での負担

＜勤務の状況の評価＞　各々の答えの（　）内の数字を全て加算してください。　合計 ＿＿＿ 点

A	0点	B	1〜2点	C	3〜5点	D	6点以上

3．総合判定

次の表を用い、自覚症状、勤務の状況の評価から、あなたの仕事による負担度の点数（0～7）を求めてください。

【仕事による負担度点数表】

		勤　務　の　状　況			
		A	B	C	D
自 覚 症 状	Ⅰ	0	0	2	4
	Ⅱ	0	1	3	5
	Ⅲ	0	2	4	6
	Ⅳ	1	3	5	7

※糖尿病や高血圧症等の疾病がある方の場合は判定が正しく行われない可能性があります。

　➡　あなたの仕事による負担度の点数は：　[　　]　点（0～7）

判 定	点　数	仕事による負担度
	0～1	低いと考えられる
	2～3	やや高いと考えられる
	4～5	高いと考えられる
	6～7	非常に高いと考えられる

4．疲労蓄積予防のための対策

　あなたの仕事による負担度はいかがでしたか？本チェックリストでは、健康障害防止の視点から、これまでの医学研究の結果などに基づいて、仕事による負担度が判定できます。負担度の点数が2～7の人は、疲労が蓄積されている可能性があり、チェックリストの2．に掲載されている"勤務の状況"の項目（点数が1または3である項目）の改善が必要です。個人の裁量で改善可能な項目については自分でそれらの項目の改善を行ってください。個人の裁量で改善不可能な項目については、上司や産業医等に相談して、勤務の状況を改善するように努力してください。なお、仕事以外のライフスタイルに原因があって自覚症状が多い場合も見受けられますので、睡眠や休養などを見直すことも大切なことです。疲労を蓄積させないためには、負担を減らし、一方で睡眠・休養をしっかり取る必要があります。労働時間の短縮は、仕事による負担を減らすと同時に、睡眠・休養を取りやすくするので、効果的な疲労蓄積の予防法のひとつと考えられています。あなたの時間外労働時間が月45時間を超えていれば、是非、労働時間の短縮を検討してください。

【参考】時間外労働と脳血管疾患・虚血性心疾患との関連について

　時間外労働は、仕事による負荷を大きくするだけでなく、睡眠・休養の機会を減少させるので、疲労蓄積の重要な原因のひとつと考えられています。医学的知見をもとに推定した、時間外労働時間（1週当たり40時間を超える部分）と脳出血などの脳血管疾患や心筋梗塞などの虚血性心疾患の発症などの健康障害のリスクとの関連性を下表に示しますので参考にしてください。上のチェックリストで仕事による負担度が低くても時間外労働時間が長い場合には注意が必要です。

時間外労働時間	月45時間以内	時間の増加とともに健康障害の リスクは徐々に高まる	月100時間または2～6か月平均で 月80時間を超える
健康障害のリスク	低い	▯▯▯⟶	高い

（4）面接指導の実際

> 　長時間労働者に対する面接指導を行う場合、当該労働者の労働時間情報や疲労度調査結果、直近の健康診断結果などを手元に準備して臨みます。面接対象者の中には、現在も長時間労働が続いている人も少なくありません。そのため、効率的な面接指導を心がけましょう。また、面接指導で得られた情報の取扱いや、結果によって就業上の措置に係る意見書を産業医が提出することについても説明しましょう。面接指導が長時間労働による健康障害の早期発見と早期対応を目的としていることをよく理解し、取り組むことが重要です。

A．情報収集

①面接指導を始める前に

　対象者の状況を確認し、面接指導の進め方を共有しましょう。

　　長時間労働者の面接指導は、さまざまなきっかけや目的で行われます。対象者を迎え入れる前に、事前の問診票や疲労度調査の結果、ここ数年の健康診断結果の推移などには必ず目を通しておきましょう。また、面接指導を始める際には最初に、対象者とこの面接指導の目的を共有しましょう。医師（産業医）との面接指導を本人が希望している場合は、初めに本人の訴えや悩みについて確認することから始めてもよいでしょう。自らの希望ではなく、法令の基準や事業場の規定に従い来室した場合も含め、面接指導の前には、表2の項目を最初に伝えることが重要です。

　　また、面接指導時に必ず確認する優先順位の高い事項をあらかじめ選択しておくとよいでしょう。面接指導対象者の中には、長時間労働が現在も続いている中、忙しい仕事の合間を縫って来室している場合も少なくありません。限られた時間での面接指導の実施が求められる場合には、これら優先順位の高い事項を先に確認する等、臨機応変な対応が求められます。面接指導をどのような流れで進めるか、あらかじめ想定しておくとよいでしょう。

〈表2〉 面接指導の目的共有のために最初に伝える項目

法令で規定されていること	a. この面接指導が長時間労働による健康障害を防止するためのものであること b. 面接指導の記録は5年間保存されること
個人情報の保護が適切に行われること	c. 面接指導の中で得られた情報は原則、本人の同意がない限り他者には報告されないこと d. ただし、事業者の安全配慮義務を果たすために必要な情報については、産業医が情報を適切に加工して、報告する場合があること（この場合、本人の意向をなるべく尊重して対処する）
時間を厳守すること	e. 面接指導にかかる時間がおおよそどのくらいであるかを伝えること

②勤務実態（労働時間、勤務形態、業務内容・業務負荷等）の確認
　勤務実態をしっかりと確認しましょう。

　　労働時間の把握には自己申告の他、タイムカードや入出門時のICタグ、パソコンのオン－オフによる方法等があります。同じ職場に毎日通う労働者であればこれらのうちいずれかの方法で、ある程度の時間を把握することは可能ですが、出張が多い者や事業場外での業務が中心となる者等はいくつかを組み合わせるなどして、勤務の実態を正確に把握する必要があります。面接指導の際には、どのようにして勤務時間を報告しているのかも直接、確認しましょう。また勤務の状況を把握する際の確認事項には表3のようなものがあります。これらは、面接指導前に人事や労務担当部署から入手しておきましょう。

〈表3〉 勤務状況を把握する際の情報

・総労働時間	・所定休日数
・時間外・休日労働時間	・有給休暇取得日数
・通勤時間（片道）	・欠勤日数
・総労働日数	

　次に勤務形態や業務内容・業務負荷を確認します。勤務形態は常日勤のほか交替勤務や夜間のみの勤務などもあります。業務は一人作業なのかそれとも複数での作業なのか確認が必要です。勤務形態によっては同じ労働時間であっても心身への負荷や疲労状況が異なってくるため、注意深く確認します。

　表4に、労働時間以外で心身に過重な負荷がかかる要因をまとめています。これらを参考に、業務内容・業務負荷の詳細を把握しましょう。

〈表4〉 労働時間以外で心身に過重な負荷がかかる要因

不規則な勤務
　業務予定の変更頻度・程度・事前の通知状況・予測の度合い、業務内容の変更の程度　等

拘束時間の長い勤務
　労働密度（実作業と待ち時間の割合等）、業務内容（車の運転、作業姿勢の長時間の保持の要否等）、作業内容、休憩や仮眠時間数、休憩や仮眠室の整備状況、納期の期間　等

出張の多い業務
　出張中の業務内容、出張の頻度（特に時差のある海外出張の頻度）、交通手段、移動時間や移動時間の状況、宿泊の状況（宿泊の有無、宿泊施設の程度）、出張中の睡眠（休憩を含む）、休息時間の有無と質、出張後の疲労回復状況　等

交替制勤務・深夜勤務
　勤務シフトの変更頻度、勤務と次の勤務までの時間、深夜勤務の頻度、シフトのローテーション（日勤→準夜勤→深夜勤、深夜勤→準夜勤→日勤）等

作業環境条件
　温度（暑熱・寒冷）、騒音（80dB以上）、時差（5時間以上）

精神的緊張をともなう業務
　仕事の要求度（責任の重さ、決裁権）、自由度、周囲からの支援（上司、同僚、部下）

　さらに、今後の長時間労働の見込みについて確認します。面接指導時、すでに長時間労働が解消されており、当面長時間労働の予定がない場合はよいですが、面接指導時にも長時間労働が継続しており、今後もその状況が続くことが予想される場合には、のちほど触れる「就業上

の措置に係る意見書」（P. 86）を提出する可能性が高まります。また、長時間労働となっている要因として考えられる事項を労働者の視点から収集しておくことも重要です。

　その他、通勤方法と所要時間、通勤時の状況についても確認しましょう。通勤方法によっては気分転換や運動の一部として活用することも可能です。また、同じ労働時間であっても職場から自宅までが片道10分なのと2時間とでは大きな差があり、通勤時に座れるのか満員電車に揺られるのかは心身ともに大きな違いとなります。

③疲労度の確認

疲労度をしっかりと確認しましょう。

　長時間労働における面接指導の対象者は対象者選定の段階で「労働者の疲労蓄積度自己診断チェックリスト」（P. 74, 75）等を用い、疲労度を確認しています。しかし疲労度を評価した時期から面接指導までに時間が経っていたり、疲労度が日々の状況によって変わったりすることを考慮すると、面接指導当日にも確認するべきでしょう。その場合、事前に記入済みの疲労度調査票が利用できます。

④自覚症状の確認

自覚症状をしっかりと確認しましょう。

　疲労度調査票の中には、自覚症状に関する質問事項が含まれています。チェックが入っている項目については、自覚症状を詳しく確認しましょう。長時間労働による健康障害として主に、脳・心臓疾患および精神疾患が想定されており、特に労働災害（過労死）として認定される脳・心臓疾患ならびに精神障害として表5が挙げられます。

　面接指導の際に、脳・心臓疾患に関する自覚症状でこれら疾患の症状と考えられるもの（頭重感、めまい、吐き気、視野の異常、麻痺、しびれ、肩こり、集中力の低下、動悸、息切れ、むかつき、脈の不整、後背部痛、腹部の拍動、腰痛等）が見られる場合は、健康診断結果も加味したうえで速やかに専門医の受診を勧めましょう。また、精神障害の一部についてはP. 81の⑥のチェック項目をスクリーニングとして活用することも可能です。

〈表5〉 長時間労働と関連する可能性のある脳・心臓疾患と精神障害

脳内出血
クモ膜下出血
脳梗塞
高血圧性脳症
心筋梗塞
狭心症
心停止（心臓性突然死を含む）
解離性大動脈瘤
重篤な心不全
症状性を含む器質的精神障害
精神作用物質使用による精神および行動の障害
精神分裂病、分裂病型障害および妄想性障害
気分（感情）障害
神経症性障害、ストレス関連障害および身体表現性障害

⑤最近の生活状況の確認

　生活状況をしっかり把握しましょう。

　　長時間労働が健康問題へとつながる際の主な理由として、睡眠の確保が十分にできず疲労が蓄積する場合、平日の休息時間や週末の余暇時間等が制限され気分転換が図れず疲労の回復が十分にできない場合、業務そのものの特徴が身体的・精神的に著しく負担である場合等が考えられます。

　　これらは結果として交感神経の緊張を引き起こし、動脈硬化や高血圧につながるとともに、心理的負担と相まって、精神的疲労へと波及し、脳・心臓疾患の発症・増悪に加え、抑うつや自殺などの精神障害（精神疾患）につながると考えられています。そのため、日常生活を確認する場合には、表6の項目を中心に、対象者が1日をどのように過ごしているかイメージできるよう聞き出すことがポイントです。

〈表6〉 日常生活の確認項目例

---

a. 平日の過ごし方（帰宅後）
   食事や入浴、家事（掃除・洗濯等）、育児、介護等、帰宅後から翌日の出務までの時間経過、趣味や自己啓発の時間、飲酒や喫煙状況等
b. 睡眠に関して
   睡眠時間の長さ、睡眠時間帯、睡眠の質（起床時の熟眠感）、入眠困難の有無、早朝覚醒の有無、夜間の中途覚醒の有無、中途覚醒後の再入眠の可否、昼間の眠気等
c. 休日・余暇の過ごし方
   休日・余暇時間の有無や頻度、休日・余暇の過ごし方（行動的・能動的に過ごしているか自宅で横になったり休んでいることが多いか、運動やアウトドア・読書・音楽・映画など本人の趣味に休日がどの程度利用できているか）、休日・余暇後の健康状態（すっきりしている、疲労が抜け切れない、眠気が続く、体がだるい）等

---

⑥抑うつ状態の確認
　抑うつ状態を確認しましょう。
　　休日や余暇に趣味が楽しめなくなった、日常的な気分の変動や気分の浮き沈みがある、感情の起伏や情緒が不安定である、気分が浮かない、気分が憂うつで気が重い等の発言が面接指導の際にあった場合には、以下の質問をしてみましょう。

Q1：この2週間以上、ほとんどのことに興味がなくなっていたり、大抵いつもなら楽しめていたことが楽しめなくなっていましたか？
Q2：この2週間以上、毎日のように、ほとんど1日中ずっと憂うつであったり沈んだ気持ちでいましたか？

　上記のＱ１かＱ２のいずれかに「はい」と答えた場合には、精神疾患の可能性がありますので、速やかに精神科・心療内科等の専門家への受診を勧めましょう。

⑦直近の健康診断結果の確認
　健康診断結果をしっかり把握し、必要に応じた保健指導（受診勧奨、生活習慣改善指導）を行いましょう。
　長時間労働者の面接指導の際には、過去数年の健診結果の推移を確認しましょう。特に、脳・心臓疾患との関連が強い以下の項目（表7）は重点的にチェックします。既往歴や現病歴、家族歴なども重要な情報ですが、健康診断時には入手しないことがあるため、面接指導の際に把握するようにしましょう。
　下記のうち、体重／BMIや腹囲、血圧などの測定は対象者に大きな侵襲を与えずに実施することが可能です。そのため、設備や備品が整っており実施が可能であれば、面接指導時に改めて測定しましょう。なおその他の項目も含めて、結果に異常が認められる場合には、健康診断後の事後措置と同様、保健指導や受診勧奨を行いましょう（健康診断後の事後措置面接については、「１. 一般健康診断と事後措置」の「(4)面接の実際」（P. 49）参照）。

〈表7〉　健康診断結果の中で特に長時間労働者のデータとして重要な項目

体重／BMI	HDL－コレステロール値
腹囲	血糖値
血圧	尿検査値
LDL－コレステロール値	喫煙状況

⑧職場内の他の労働者の勤務実態の確認
　他の労働者の長時間労働の実態についても可能な範囲で確認しましょう。
　長時間労働者が発生する職場には、面接指導対象者以外にも長時間労働をしている労働者が存在することがあります。労働時間の把握や計算方法の違い、疲労度調査の結果や本人からの面接指導の希望の有無等により、面接対象になる人とならない人がいることを理解しま

しょう。面接指導が終了したのち、労働者からの協力が得られる場合には、同じ職場や周囲の様子なども聞いてみましょう。

　本来対象となるべき人が、何らかの理由で面接指導対象となっていない場合が見つかったり、業務の分担や人員の調整等、集団での対応が必要となる場合の重要な情報を得ることができます。

　情報収集の際の留意点として、面接指導対象者になっていない労働者を見つけることが本旨ではないことを強調しましょう。職場の状況を多面的に把握することが目的であり、情報を提供してくれた労働者が社内で不利な扱いを受けないよう配慮が必要です。また知り得た情報は、その後の取扱いにも十分注意しましょう。

⑨面接指導時の留意点

対象者の負担を軽減する努力を怠らず、面接指導の終了時には今後の対応について伝えましょう。

　面接指導はさまざまな情報を収集する重要なプロセスで、診断区分・就業区分・指導区分の判定も行います（詳細はP.85「(5) 就業上の措置に係る意見書の作成」を参照）。しかし、面接指導そのものは対象者から必ずしも好意的に受け入れられるとは限りません。そのため、「面接指導を受けたことで気分が晴れた」、「悩みが相談できた」、「自分のことを理解してくれている人がいることで安心した」、「今後の長時間労働が軽減できそう」など、対象者自身にも面接指導の過程を通じた何らかのメリットが感じられるような努力が必要です。

　また得られた情報を上司や所属長等と共有する必要がある場合には、どこまでを開示してよいか確認します。さらに今後、産業医がどのような行動をとる予定なのかについても伝えることで、互いの信頼関係を構築することができます。面接指導を単なる情報収集の機会に終わらせず、労働者との関係づくりの機会として有効に活用しましょう。

B. 対応策の検討

　得られた情報をもとに、本人の希望を聞くとともに、所属長や関係者との意見交換も行いつつ対応策を検討しましょう。

⑩当該労働者の希望と方向性の検討
　対象者の希望を確認し、今後の方向性について検討しましょう。

　　面接指導の際には、長時間労働に対する本人の希望を確認しましょう。健康障害が発生するほどの長時間労働や不規則な勤務等は産業医として許容できませんが、期限付きの業務であったり、労働者が熱心に取り組んでいたりする業務の場合、一律に就業を制限することが対象者にとって有効ではないこともあります。可能な限り意見調整を行い、本人の納得がいく対応となるよう今後の方向性について十分に検討しましょう。

⑪所属長やその他の関係者との意見交換を通じた対応策の検討
　対象者との面接指導の結果、（必要に応じて）所属長や関係者とも面接を行いましょう。

　　個別の面接指導を行った後、職場の上司や所属長、人事・労務担当者との意見交換が必要な場合があります。当該職場における業務量や業務配分の現状、上司から見た対象者の様子等について意見を得ることができます。

　　また、残業時間の削減等、具体的な対応策が職場において実施可能かどうかをあらかじめ確認することもできます。就業措置は事業者の責務であり、産業医は意見書を通じて必要な措置の助言を行います。職場において対応策が実施されるよう、関係者との意見交換を活用しましょう。

　　なお上司との意見交換の際には、**本人から上司に伝えてもよいと承諾の得られた情報に限って提供することが重要です。**また上司から得られた情報も、以後、当該労働者と面談する際の参考情報となります。**上司側から得られた情報も労働者に対してどの程度開示してよいか上司側に確認しておきましょう。**

C. 面接指導の記録

　行った面接指導の記録はしっかりと残しましょう。

　面接指導を行った際には、記録の保存が義務づけられています（５年間）。労働者ごとに個人カルテや個人記録がある事業場ではその中に記載することも可能です。その際、記録すべき事項が以下のように定められています（表8）。これらは最低限の基準であり、面接指導時に得られた情報はなるべく記録しておくとよいでしょう。

〈表8〉 面接指導について記録に残さなければならない事項
　　　　（労働安全衛生規則第52条の５）

1	実施年月日
2	当該労働者の氏名
3	面接指導を行った医師の氏名
4	当該労働者の疲労の蓄積の状況
5	上記に掲げるもののほか、当該労働者の心身の状況

（5）就業上の措置に係る意見書の作成

　法令上、事業者は医師に対して「面接指導の結果に基づき、当該労働者の健康を保持するために必要な措置」について意見を聴取することとなっており、実際には産業医が「就業上の措置に係る意見書」として書面で提出するのが一般的です。厚生労働省が平成27年11月に公表している「長時間労働者、高ストレス者の面接指導に関する報告書・意見書作成マニュアル」の中で、P.86のような面接指導結果報告書と就業上の措置に係る意見書の様式（例）が公表されています。この書式は、労働安全衛生法第66の８の規定に基づく長時間労働者を対象とする面接指導と、同法第66条の10の規定に基づく高ストレス者の面接指導の両方の結果を記載できるものです。

　長時間労働者の面接時には、【高ストレス者のみ】の欄を除きすべて記述します。また面接の結果、本人への指導区分（複数選択可）として、（０．措置不要、１．要保健指導、２．要経過観察、３．要再面接、４．現病治療継続又は医療機関紹介）を選択し、事業者に対しては就業区分

【兼用】

長時間労働者関係 ・ 高ストレス者関係 【該当するものに○】

面接指導結果報告書

対象者	氏名			所属		
				男・女	年齢 　　歳	

勤務の状況 （労働時間、 労働時間以外の要因）	
疲労の蓄積の状況 【長時間労働者のみ】	0.　　　　1.　　　　2.　　　　3. （低）　　　　　　　　　（高）

心理的な負担の状況 【高ストレス者のみ】	（ストレスチェック結果） A.ストレスの要因 　　　　　点 B.心身の自覚症状 　　　　　点 C.周囲の支援　. 　　　　　点	（医学的所見に関する特記事項）

その他の心身の状況	0. 所見なし　　1. 所見あり（　　　　　　　　　　　　　　　　　）

面接医師判定	本人への指導区分 ※複数選択可	0. 措置不要 1. 要保健指導 2. 要経過観察 3. 要再面接（時期：　　　　　　　　　） 4. 現病治療継続　又は　医療機関紹介	（その他特記事項）

就業上の措置に係る意見書

就業区分	0. 通常勤務　　1. 就業制限・配慮　　2. 要休業	

就業上の措置	労働時間の短縮 （考えられるもの に○）	0. 特に指示なし 1. 時間外労働の制限 　　　時間／月まで 2. 時間外労働の禁止 3. 就業時間を制限 　　　時　　分 ～ 　　時　　分	4. 変形労働時間制または裁量労働制の対象からの除外 5. 就業の禁止（休暇・休養の指示） 6. その他
	労働時間以外の項目 （考えられるもの に○を付け、措置 の内容を具体的に 記述）	主要項目　a. 就業場所の変更　b. 作業の転換　c. 深夜業の回数の減少　d. 昼間勤務への転換　e. その他	
		1) 2) 3)	「事後措置としての指導・勧告」が必要と判断した際には、具体的な就業上の措置に関して記載します。この様式では、「労働時間の短縮」と「労働時間以外の項目」に関して別々に記載するようになっています。
	措置期間	日・週・月　　又は　　　年　　月　　日～　　　年　　月　　日	

職場環境の改善に 関する意見 【高ストレス者のみ】	
医療機関への 受診配慮等	
その他 （連絡事項等）	面接指導を行った日時や産業医氏名、捺印を記録に残しましょう。

医師の所属先		年　　月　　日（実施年月日）	印
	医師氏名		

（0．通常勤務、1．就業制限・配慮、2．要休業）を選択します。就業区分で「1．就業制限・配慮」もしくは「2．要休業」を選択した場合は、「就業上の措置に係る意見書」の欄にも、具体的な指示内容を記述します。

　なお「就業上の措置に係る意見書」欄の記入の有無にかかわらず、所属先と面接指導を行った日時、産業医氏名ならびに捺印は必ず残しましょう。

　また慣れてくると、より自由度の高い様式を用いてもよいでしょう。たとえば、第1章「3．留意事項」で紹介した「就業上の措置・支援に関する意見書」（P. 19）を長時間労働の面接指導に用いることができます。

　この様式では、就業措置・支援の具体的事項を記載することになりますが、面接指導の際に得られた対象者の希望や所属長等との意見交換時の情報も加味し、対応策に関して産業医の意見を記述します。なお、意見書を作成する際には以下の事項に留意しましょう（表9）。

〈表9〉 意見書を作成する際の留意点

a	具体的な対応策を実施できる権限保持者（役職者）に送付すること
b	対象者の健康状態に問題がない場合であっても、労働災害の認定基準において、業務と疾病の発生との関連性が強いと評価される時間外労働（1ヵ月当たり80時間以上）の許可は、慎重を期すこと
c	対象者の健康管理強化に必要な措置については、個別具体的に記載すること
d	記載内容の実現可能性を考慮すること

　面接指導対象者の「就業上の措置に係る意見書」を作成する際に参考となる自由記載の例を表10（P. 88）に記します。

〈表10〉産業医意見の項目と具体的な記載例（項目：記載例）

- 休暇取得促進：疲労の蓄積が認められるため、休暇の取得を促進してください。
- 労　務　管　理：適切な労働時間の管理が行えるような体制を整える必要があると思われます。
- 休　　　　　養：慢性的な疲労回復のためにも、○○さんには休養が必要と思われます。
- 適　正　配　置：業務内容の変更もしくは、配置転換を検討してください。
- 休　　　　　職：精神的な疾患の可能性があるため、休職のうえ加療が必要と思われます。
- 職制フィードバック：本人の健康状態および職場の状況確認のため、上司との面談が必要と思われます。
- 業務体制改善：現在の業務体制に問題があると思われます。業務体制の改善を検討してください。
- 増　　　　　員：現状では絶対的な人員不足であるため、業務内容の調整もしくは増員を検討してください。
- 治　療　導　入：個人の病状悪化に際し、病院受診に必要な時間確保のご協力をお願いします。
- 業務内容調整：○○さんが行っている現在の業務内容の、他者への移管を検討してください。
- 就　業　制　限：月間残業時間を45時間未満にしてください。
- 生　活　指　導：本人が規則正しい生活がおくれるよう、職場での配慮と支援をお願いします。
- 業務負担軽減：現在の業務負担の軽減を検討してください。
- 上　司　支　援：業務負荷および業務内容に応じて、上司によるサポートを実施してください。
- 福　利　厚　生：通勤時間が長いため、住居の移動・一時的な仮住居の適応を検討してください。
- 残　業　禁　止：現在の状況では、残業禁止が必要です。
- 上司との調整：同部署内の業務バランスを再検討し必要に応じたサポートを行ってください。
- 作業環境改善：現状の業務には不向きなデスク・椅子であり、変更・交換を検討してください。
- 出　張　禁　止：現在の病状は管理不十分のため、出張を控える必要があるものと思われます。
- 職　場　支　援：今後しばらくは、業務内容の注視と継続的な上司からの声かけを励行してください。

（6）長時間労働による面接指導に関する法令

①労働安全衛生法
面接指導等（第66条の8、第66条の9）
1）**医師による面接指導：**
　　事業者は、国が定める要件に該当する労働者に対し、医師による面接指導を行わなければなりません。
2）**面接指導の受診：**
　　労働者は、事業者が行う面接指導を受けなければなりません。ただし、事業者の指定した医師が行う面接指導を受けることを希望しない場合は、他の医師の行う面接指導を受けその結果を証明する書面を事業者に提出しなければなりません。
3）**面接指導結果の記録：**
　　事業者は、面接指導の結果を記録しておかなければなりません。
4）**医師の意見聴取：**
　　事業者は、面接指導の結果に基づき、当該労働者の健康を保持するために必要な措置について、医師の意見を聴かなければなりません。
5）**就業措置の実施と委員会などへの報告：**
　　事業者は、当該労働者の実情を考慮して、就業場所の変更、作業の転換、労働時間の短縮、深夜業の回数の減少等の措置を講ずるほか、医師の意見を衛生委員会や労働時間等設定改善委員会等へ報告し、適切な措置を講じなければなりません。
6）**健康への配慮を要する労働者への措置：**
　　事業者は、面接指導を行う労働者以外の労働者であって健康への配慮が必要なものについては、必要な措置を講ずるように努めなければなりません。

②労働安全衛生規則
面接指導等（第52条の2〜7）
1）**面接指導の対象となる労働者の要件：**
　　休憩時間を除き1週間当たり40時間を超えて労働させた場合におけるその超えた時間が1か月当たり80時間を超え、かつ、疲労の蓄積が認められる者であること。ただし、1か月以内に面接指導を受

けた労働者で面接指導を受ける必要がないと医師が認めたものは除きます。

2）長時間労働時間の算定：

　　毎月1回以上、一定の期日を定めて行わなければなりません。

3）本人の申出：

　　面接指導は、1）の要件に該当する労働者の申出により行うものとします。

4）実施のタイミング：

　　労働者の申出があったときは医師による面接指導は速やかに行います。

5）申出の勧奨：

　　産業医は、1）の要件に該当する労働者に対して、（面接指導受診の）申出を行うよう勧奨することができます。

6）医師の確認事項：

　　医師は面接指導を行う際に、当該労働者の勤務の状況、当該労働者の疲労の蓄積の状況、当該労働者の心身の状況の確認を行います。

7）記録の記載事項：

　　面接指導記録には、実施年月日、当該労働者の氏名、面接指導を行った医師の氏名、当該労働者の疲労の蓄積の状況、その他当該労働者の心身の状況について記載します。

8）面接記録の保存：

　　当該労働者が受けた面接指導結果は記録を作成して、これを5年間保存しなければなりません。

　　なお、この記録には、医師の意見を記載しておかなければなりません。

9）医師からの意見聴取：

　　面接指導の結果に基づく医師からの意見聴取は面接指導終了後、速やかに行わなければなりません。（医師の意見書は面接指導後、速やかに提出しなければなりません。）

③「過重労働による健康障害防止のための総合対策」
　（平成18年3月17日、令和2年4月1日改正：基発0401第11、雇均
　発0401第4号）

1）目的
　　労働者が疲労を回復することができないような長時間にわたる過
　重労働を排除し、労働者に疲労の蓄積を生じさせないようにするた
　め、健康管理に係る措置を適切に実施することが重要であり、過重
　労働による健康障害を防止することが目的、とされています。
2）事業者が講ずべき措置等の周知徹底
　　都道府県労働局および労働基準監督署が行う集団指導、監督指導、
　個別指導等の機会を通じてリーフレット等を活用した周知を図るこ
　ととされています。また、産業保健総合支援センター等も活用する
　こととしています。
3）健康障害防止のための窓口指導等
　　36協定における時間外・休日労働の限度時間に係る指導の徹底や、
　裁量労働制に係る周知指導、労働時間等の設定の改善に向けた自主
　的取組みの促進に係る措置等が記されています。
4）健康障害防止のための監督指導等
　　時間外・休日労働時間が月45時間を超えているおそれがある事業
　場や高度プロフェッショナル制度適用者に対しての指導内容として、
　産業医、衛生管理者などの選任と活動状況の確認や、健診実施なら
　びに事後措置、保健指導等、医師による面接指導およびその実施後
　の措置等、面接指導等の手続きの整備等について必要な指導を行う
　ことが記されています。
5）再発防止対策の徹底のための指導等
　　過重労働による業務上疾病を発生させた事業場に対する指導の徹
　底や司法処分を含めた対処などについて記されています。
6）過重労働による健康障害を防止するため事業者が講ずべき措置（別添）
　　事業者が講ずべき措置として、時間外・休日労働時間の削減や年
　次有給休暇の取得促進、労働時間等の設定の改善、労働者の健康管
　理に係る措置の徹底に関する詳細が記されています。

3 ストレスチェック制度における面接指導*

　ストレスチェックの結果、高ストレスとなり医師による面接指導が必要と判断された者に対する面接指導の方法とその留意点

　　労働者数50人以上の事業場では、労働安全衛生法に基づき、心理的な負担の程度を把握するための検査（以下「ストレスチェック」といいます）およびその結果に基づく面接指導の実施等を内容としたストレスチェックの実施が義務づけられています（労働者数50人未満の事業場は当分の間努力義務）。

　　事業者は、労働者に対して医師、保健師等によるストレスチェックを、1年以内ごとに1回、定期的に実施し、ストレスチェックの結果、面接指導が必要と判断された労働者に対して、医師による面接指導を行う必要があります。

　　ストレスチェック制度における面接指導は、長時間労働者の面接指導と共通点が多いため、ここでは、ストレスチェックの面接指導を行う際に特徴的なポイントを中心に解説します。

＊この章では、法令用語が「面接指導」となっているため、「面接」を「面接指導」に統一して記述しています。

(1) 高ストレス者に対する面接指導のフロー図

高ストレス者に対する面接指導は、以下のフローに従って実施します。

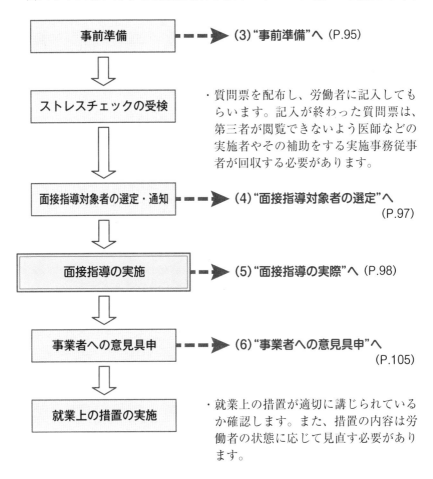

事前準備 ┄┄▶ **(3)"事前準備"へ** (P.95)

↓

ストレスチェックの受検

・質問票を配布し、労働者に記入してもらいます。記入が終わった質問票は、第三者が閲覧できないよう医師などの実施者やその補助をする実施事務従事者が回収する必要があります。

↓

面接指導対象者の選定・通知 ┄┄▶ **(4)"面接指導対象者の選定"へ** (P.97)

↓

面接指導の実施 ┄┄▶ **(5)"面接指導の実際"へ** (P.98)

↓

事業者への意見具申 ┄┄▶ **(6)"事業者への意見具申"へ** (P.105)

↓

就業上の措置の実施

・就業上の措置が適切に講じられているか確認します。また、措置の内容は労働者の状態に応じて見直す必要があります。

（2）ストレスチェック制度の面接指導における産業医の役割

段　　階	産業医の役割
事前準備	・ストレスチェックで使用する質問票の選定や、高ストレス者や面接指導対象者の基準策定に関与することが望まれます。 ・ストレスチェックにおける役割分担の際、誰がどの情報を知ってよいか明確にします。
ストレスチェックの受検	・労働者が自身の状況を、ありのままに答えることのできる環境を整えるよう助言しましょう。
面接指導対象者の選定 　①高ストレス者の判断 　②検査結果の通知	・事前に定めた基準に従い、高ストレス者と面接指導対象者の選定を行います。 ・面接指導対象者に該当した労働者が、面接指導の申出をしやすい環境を整えるよう助言しましょう。
面接指導の実際 　①ストレス状況等の確認 　②総合評価・労働者への指導	・事業者や本人から、勤務の状況、心理的な負担の状況、その他の心身の状況などストレス状況等の確認をします。 ・得られた情報から、当該労働者の指導区分や就業区分を判定し、必要に応じて保健指導や受診指導を実施します。
事業者への意見具申	・面接指導結果報告書や就業上の措置に係る意見書に、面接した結果を記載し、事業者が就業上の措置を適切に講じることができるよう医学的見地から意見を述べます。

(3) 事前準備

　ストレスチェック制度における実施体制・役割分担などについて衛生委員会等で事前に話し合いましょう。ストレスチェックは自記式の調査票を用いて行うため、安心して回答できる状況でなければ、労働者や職場の状況を正しく反映しない結果となるおそれがあります。そのため、ストレスチェックの結果は労働者の同意がなければ事業者に提供してはならないことを周知するとともに、ストレスチェックの結果、面接指導の必要性の有無、面接指導の結果などの情報の流れを明確化する必要があります。また、ストレスチェックの結果は所属責任者の人事労務管理・健康管理能力の評価指標として用いられる可能性があるため、そうした責任者に不利益が生じるおそれにも配慮する必要があります。

質問票の選定

　　ストレスチェックに使用する質問票を選ぶ際に、産業医は、専門家として意見を述べることが期待されています。質問票は、表1の3つの領域に関する項目が含まれており、かつ一定の科学的な根拠があれば、各事業場独自で項目を選定できます。

　　国はP. 96の「職業性ストレス簡易調査票」（57項目）の利用を推奨していますので、ここでは「職業性ストレス簡易調査票」（57項目）を使用した場合を想定して説明します。なお、「職業性ストレス簡易調査票」の簡易版（23項目）も利用可能です。

〈表1〉 ストレスチェックに含まなければならない3領域
　　　　（労働安全衛生規則第52条の9）

①仕事のストレス要因 　職場における当該労働者の心理的な負担の原因に関する項目 ②心身のストレス反応 　心理的な負担による心身の自覚症状に関する項目 ③周囲のサポート 　職場における他の労働者による当該労働者への支援に関する項目

3

ストレスチェック制度における面接指導

職業性ストレス簡易調査票（57項目）

A　あなたの仕事についてうかがいます。最もあてはまるものに○を付けてください。
【回答肢（4段階）】
そうだ／まあそうだ／ややちがう／ちがう
1．非常にたくさんの仕事をしなければならない　2．時間内に仕事が処理しきれない
3．一生懸命働かなければならない　4．かなり注意を集中する必要がある
5．高度の知識や技術が必要なむずかしい仕事だ
6．勤務時間中はいつも仕事のことを考えていなければならない
7．からだを大変よく使う仕事だ　8．自分のペースで仕事ができる
9．自分で仕事の順番・やり方を決めることができる
10．職場の仕事の方針に自分の意見を反映できる
11．自分の技能や知識を仕事で使うことが少ない
12．私の部署内で意見のくい違いがある　13．私の部署と他の部署とはうまが合わない
14．私の職場の雰囲気は友好的である
15．私の職場の作業環境（騒音、照明、温度、換気など）はよくない
16．仕事の内容は自分にあっている　17．働きがいのある仕事だ

B　最近1か月間のあなたの状態についてうかがいます。最もあてはまるものに○を付けてください。
【回答肢（4段階）】ほとんどなかった／ときどきあった
／しばしばあった／ほとんどいつもあった
1．活気がわいてくる　2．元気がいっぱいだ　3．生き生きする　4．怒りを感じる
5．内心腹立たしい　6．イライラしている　7．ひどく疲れた　8．へとへとだ
9．だるい　10．気がはりつめている　11．不安だ　12．落着かない　13．ゆううつだ
14．何をするのも面倒だ　15．物事に集中できない　16．気分が晴れない
17．仕事が手につかない　18．悲しいと感じる　19．めまいがする
20．体のふしぶしが痛む　21．頭が重かったり頭痛がする　22．首筋や肩がこる
23．腰が痛い　24．目が疲れる　25．動悸や息切れがする　26．胃腸の具合が悪い
27．食欲がない　28．便秘や下痢をする　29．よく眠れない

C　あなたの周りの方々についてうかがいます。最もあてはまるものに○を付けてください。
【回答肢（4段階）】
非常に／かなり／多少／全くない
次の人たちはどのくらい気軽に話ができますか？
　　1．上司　2．職場の同僚　3．配偶者、家族、友人等
あなたが困った時、次の人たちはどのくらい頼りになりますか？
　　4．上司　5．職場の同僚　6．配偶者、家族、友人等
あなたの個人的な問題を相談したら、次の人たちはどのくらいきいてくれますか？
　　7．上司　8．職場の同僚　9．配偶者、家族、友人等

D　満足度について
【回答肢（4段階）】
満足／まあ満足／やや不満足／不満足
1．仕事に満足だ　2．家庭生活に満足だ

（4）面接指導対象者の選定

①高ストレス者の判断

　　実施者または実施事務従事者は、労働者が記入したストレスチェック調査票を回収し、医師などの検査実施者がストレスの程度を評価し、医師の面接指導が必要な者を選びます。高ストレス者の選定方法は、以下の（a）または（b）のいずれかの要件を満たす労働者となります。具体的な選定基準は衛生委員会等での調査審議を踏まえて、事業者が決定します。

（a）心身の自覚症状がある者

　　　「心身のストレス反応」の評価点数が高い者

（b）自覚症状は顕著でないがリスクが高い者

　　　「心身のストレス反応」の評価点数の合計が一定以上の者であって、かつ、「仕事のストレス要因」および「周囲のサポート」の評価点数の合計が著しく高い者

②検査結果の通知

　　ストレスの程度、医師による面談の要否等の検査結果は、検査を実施した医師、保健師等から直接本人に通知され、本人の同意なく事業者に提供することは禁止されます。検査の結果、面接指導が必要と判定された労働者から申出があった場合、医師による面接指導を実施することが事業者の義務となります。本人に返却される検査結果の様式はさまざまですが、「**厚生労働省版ストレスチェック実施プログラム**」を利用した場合、「あなたのストレスプロフィール」（P. 98）が代表的な形式となります。

　　また、面接指導の申出がしやすい環境を整備しなければ、高ストレスの状況にある労働者がそのまま放置されるおそれがあります。そのため、面接指導を勧奨された労働者が面接を申し出る際には、できるだけ簡単な手続きで申し込めるようにし、周囲の者に知られることのないように配慮しましょう。面接指導のため労働者が職場を離れることが想定されるため、面接指導の実施日時等の情報は労働者の上司と共有しておくことや、面接の呼び出しの際には、健康診断の事後措置面談や長時間労働者の面談と合わせるとよいでしょう。

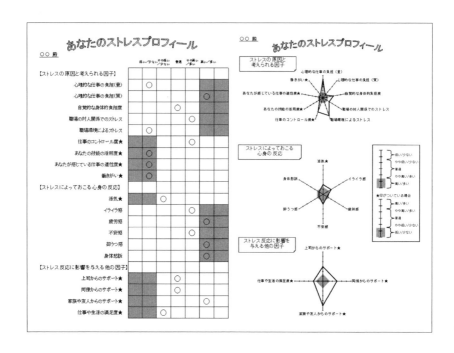

　左の表も右のレーダーチャートも内容は同じで、**各項目のストレス度合いを5段階で評価し、グレーに近いほどストレス度合いが高いと判断されます**。この例では、心理的な仕事の負担（量）は低く、心理的な仕事の負担（質）は高く、自覚的な身体的負担度は普通（平均的）となります。

（5）面接指導の実際

　面接指導は、労働者のメンタルヘルス不調を未然に防止することだけでなく、事業者が就業上の措置を適切に講じることができるよう、医学的な見地から意見を述べることが重要になります。また、労働者のストレスチェックの結果は、労働者の同意がなければ事業者が知ることはできませんが、面接指導を実施する場合、産業医の意見とともに、当該労働者のストレスチェックの結果も事業者に開示されます。面談を実施する前にすでに労働者に説明がなされていると思いますが、産業医意見や

ストレスチェック結果の取扱いを労働者に明確にしておかないとトラブルになる可能性がありますので、面接指導開始時にも改めて、面接指導制度の仕組みを説明し、対象者の理解を確認しておきましょう。

①ストレス状況等の確認
　　面接指導においては、ストレス状況等を把握するため、表1（P.95）のストレスチェックの3領域の内容や、事業者から得られた情報等を参考にして、下記3点を中心に確認します。
　　（a）勤務の状況（業務上のストレスについて）
　　（b）心理的な負担の状況（抑うつ症状等について）
　　（c）その他の心身の状況の確認（生活習慣・疾病について）

　ストレスチェックの3領域は、ストレスチェック結果を確認することで一般的に足りるとされていますが、ストレスチェック受検後から面接指導の間に変化がある場合もありますし、当該労働者のストレスチェック結果は、「あなたのストレスプロフィール」程度しかわからないこともあります。この場合、調査票の各質問にどのように回答したのか確認してみましょう。たとえば、P.98のストレスプロフィールでは、心理的な仕事の負担（質）に関するストレス度合いが高いとなっていますが、調査票では、「かなり注意を集中する必要がある（A4）」「高度の知識や技術が必要なむずかしい仕事だ（A5）」「勤務時間中はいつも仕事のことを考えていなければならない（A6）」が対応しているので、仕事の質的負担の具体的内容に関して確認していきましょう。ストレスプロフィール1項目に対して、表2（P.100）のように職業性ストレス簡易調査票の1〜10項目が対応しています。

〈表2〉 ストレスチェック結果の項目と職業性ストレス簡易質問票の対応表

A　ストレスの原因と考えられる因子		B　ストレスによっておこる心身の反応	
心理的な仕事の負担（量）	A1, 2, 3	活気	B1, 2, 3
心理的な仕事の負担（質）	A4, 5, 6	イライラ感	B4, 5, 6
自覚的な身体的負担度	A7	疲労感	B7, 8, 9
職場の対人関係でのストレス		不安感	B10, 11, 12
	A12, 13, 14	抑うつ感	B13〜18
職場環境によるストレス	A15	身体愁訴	B19〜20
仕事のコントロール度	A8, 9, 10	C　ストレス反応に影響を与える他の因子	
技能の活用度	A11	上司からのサポート	C1, 4, 7
仕事の適性度	A16	同僚からのサポート	C2, 5, 8
働きがい	A17	家族・友人からのサポート	
			C3, 6, 9

1）勤務の状況

　　労働者の勤務の状況および職場環境等を勘案した適切な面接指導が行われるよう、あらかじめ人事や労務担当者から、ストレス要因となり得る労働時間や労働時間以外の要因について情報を入手します。労働時間以外の要因として、不規則な勤務、拘束時間の長い勤務、出張の多い勤務、交替制勤務・深夜勤務、作業環境（温度環境、騒音、時差）、精神的緊張をともなう業務などが挙げられます。また、職場の人間関係や前回検査以降の業務・役割の変化の有無、他の労働者による当該労働者への支援の状況について確認します。詳細は「2．長時間労働者の面接指導」の「(4) 面接指導の実際」（P. 76）を参照してください。

2）心理的な負担（ストレス）の状態

　　ストレスチェック結果をもとに、抑うつ症状等について把握します。抑うつ症状に関する質問項目にチェックがある場合は、うつ病の疑いがあるか判断するために、P. 101の構造化面接法が活用可能です。ストレスは、必ずしも業務に関連したものに限らないため、業務に関連しないストレス要因についても、必要に応じて労働者から聴取することが必要です。

うつ病の簡便な構造化面接法

必要と判断される場合に、医師が直接、労働者に質問してください。

A1	この2週間以上、毎日のように、ほとんど1日中ずっと憂うつであったり沈んだ気持ちでいましたか？	☐ いいえ	☐ はい
A2	この2週間以上、ほとんどのことに興味がなくなっていたり、大抵いつもなら楽しめていたことが楽しめなくなっていましたか？	☐ いいえ	☐ はい

A1とA2のどちらか、あるいは両方が「はい」である場合、下記の質問に進む。
両方とも「いいえ」の場合、以下のA3からA5までの質問については省略してよい。

この2週間以上、憂うつであったり、ほとんどのことに興味がなくなっていた場合、

A3	毎晩のように、睡眠に問題（たとえば、寝つきが悪い、真夜中に目が覚める、朝早く目覚める、寝過ぎてしまうなど）がありましたか？	☐ いいえ	☐ はい
A4	毎日のように、自分に価値がないと感じたり、または罪の意識を感じたりしましたか？	☐ いいえ	☐ はい
A5	毎日のように、集中したり決断することが難しいと感じましたか？	☐ いいえ	☐ はい

> A1とA2のどちらか、あるいは両方が「はい」で、A1〜A5の回答のうち少なくとも3つ以上「はい」がある。

↓

> うつ病の疑いあり

↓

> 次の（ア）、（イ）のいずれか、あるいは両方が、
> （ア）うつ病の症状のために、仕事や生活上の支障がかなりある。
> （イ）死にたい気持ちについてたずね、死についての考え、または死にたい気持ちが持続している。

あり　　　　　なし

あり	なし
☐ 専門医療機関への受診を勧める ☐ 現在受診中の専門医療機関への適切な継続受診を勧める	☐ 保健指導と経過観察

3）その他の心身の状況

　　対象者の面接直近の定期健康診断の結果を活用しながら、最近の生活習慣などを直接聴取します。ストレス反応は、不安等の感情面での反応ばかりではなく、不眠傾向や一過性の血圧や血糖値の上昇等の身体症状が認められる場合もあります。症状が比較的長期に及んでいる場合には、判断力や集中力が欠如し、既存の生活習慣病が増悪し合併症が進展する場合もあります。ストレスに関連していると考えられている疾患（心身症）には以下のようなものがあります（表3）。

〈表3〉高ストレス者の場合に留意すべきストレス関連疾患（心身症）

・呼吸器疾患：気管支喘息、過換気症候群
・循環器系：本態性高血圧症、冠動脈疾患（狭心症，心筋梗塞）
・消化器系：胃・十二指腸潰瘍、過敏性腸症候群、潰瘍性大腸炎、心因性嘔吐
・内分泌・代謝系：単純性肥満症、糖尿病
・神経・筋肉系：筋収縮性頭痛、痙性斜頚、書痙
・皮膚科領域：慢性蕁麻疹、アトピー性皮膚炎、円形脱毛症
・整形外科領域：慢性関節リウマチ、腰痛症
・泌尿・生殖器系：夜尿症、心因性インポテンス
・眼科領域：眼精疲労、本態性眼瞼痙攣
・耳鼻咽喉科領域：メニエール病
・歯科・口腔外科領域：顎関節症

　　面接指導対象者のストレスの程度や要因はさまざまであり、面接指導に割ける時間も限られています。そのため、事業者から得られる情報やストレスチェック結果を利用して効率的な面接指導が必要となります。P. 98のストレスプロフィールでは、「ストレスによっておこる心身の反応」の項目はいずれも平均以下となっています。「仕事や生活の満足度」はやや低く、「心理的な仕事の負担（質）」「あなたの技能の活用度」「あなたが感じている仕事の適性度」「働きが

い」におけるストレス度合いは高くなっています。一方「家族や友人からのサポート」は多く、「職場の対人ストレス」や「上司・同僚からのサポート」は普通です。この方の場合、プライベートや職場の人間関係のストレスより、業務内容がストレスの主要因ではないかと考え、ストレスチェック受検前の職場異動の有無や、現在の業務のどの部分にやりがいを感じられないのか、どのような業務であれば適性を感じるのか確認してみましょう。

　さらに、法令上は努力義務となりますが、個人のストレスチェック結果を集団ごとに集計・分析した集団分析の結果を確認すると、事業場や部署の全体像を把握したうえで面接指導が可能となります。

②総合評価、労働者への指導
　事前に収集した情報や、面接時に聴取した情報をもとに、抑うつ等のストレスの度合い、業務関連性、業務による心理的負担を判断し、当該労働者への指導区分、就業区分を判定します。指導が必要と判断された場合、以下の事項について医師が労働者に対して医学上の指導を行います。これは長時間労働者の面談でも共通して活用可能です。
　1）保健指導
　2）受診指導（※面接指導の結果、必要に応じて実施）

1）保健指導
　労働者自身が自らの健康状態やストレスに気づき、生活習慣の改善やストレス対処法を身につけることを通じて、自らの健康を守ることができるように支援します。面接結果に応じて、下記の項目のうち必要なものについてアドバイスを行います。
　（1）生活習慣の指導
　　運動、体重管理、栄養、睡眠、禁煙、飲酒、休養について指導を行います。特に高ストレス者は、不眠を訴える傾向が強く、そのため寝酒をする人も少なくありません。不眠のための飲酒は睡眠の質を低下させるだけでなく、アルコール依存にもつながるため注意が必要となります。
　（2）ストレス対処技術の指導
　　ストレスへの対処法としては、①行動の工夫、②考え方の工

夫、③リラクセーション、④周囲への相談の4つがあり、これらについて指導します。

①行動の工夫（問題解決技法）

ストレスの原因となる問題を分解・整理し、優先順位をつけることを指導します。優先順位の高い問題から解決策をリストアップして、実行しやすい方法から試すことで問題にうまく対処しストレスを改善することができるようになります。

②考え方の工夫（認知行動療法）

本人がイライラや不安を感じている場合、本人の考え方のクセが関係していることがあります。このようなときには、別の視点から状況を眺め直してみることを助言します。

③リラクセーション法

リラクセーションは、体の緊張を解きほぐすことで、こころの緊張を解きほぐす方法です。腹式呼吸、アロマテラピー、入浴、音楽など本人に合ったリラックスの方法を相談し、試してみることを勧めます。

④周囲への相談

家族、友人、上司や同僚など信頼できる周りの人に相談しサポートを求めることもストレス対処として有効です。信頼のおける相談相手に問題を話してみるように助言します。

（3）うつ病のサインについての情報提供

もし、表4の項目に当てはまり、仕事や日常生活に支障が出てくるようであれば、うつ病の可能性があるため、早めに産業医・保健師、専門医等に相談するように指導します。

〈表4〉 うつ病が疑われる症状

---

1. 悲しい、憂鬱な気分、沈んだ気分
2. 何事にも興味がわかず、楽しくない
3. 疲れやすく、元気がない（だるい）
4. 気力、意欲、集中力の低下を自覚（億劫、何もする気がしない）
5. 寝つきが悪くて、朝早く目が覚める
6. 食欲がなくなる
7. 人に会いたくなくなる
8. 夕方より朝方の方が気分、体調が悪い
9. 心配ごとが頭から離れず、考えが堂々めぐりする
10. 失敗や悲しみ、失望から立ち直れない
11. 自分を責め、自分は価値がないと感じる

2）受診指導

　　面接指導の結果、専門の医療機関の受診が必要と判断された場合は、受診勧奨や紹介を行います。しかし、面接指導による評価は、あくまでもセルフケアの指導・助言と専門医療機関への受診勧奨の要否の判定であり、うつ病等の診断を行うものではありません。

（6）事業者への意見具申

　　面接指導を行った際には、記録すべき事項が以下のように定められており（表5）、その記録を5年間保存しなくてはなりません。また、法令上、事業者は医師に対して「面接指導の結果に基づき、当該労働者の健康を保持するために必要な措置」について意見を聴取することとなっており、実際には産業医が「就業上の措置に係る意見書」として書面で提出するのが一般的です。これらの事項を含んだ、面接指導結果報告書および就業上の措置に係る意見書の例は、P.85（「2．長時間労働者の面接指導」の「(5) 就業上の措置に係る意見書の作成」）を参照してください。高ストレス者の面談では【長時間労働者のみ】の欄を除きすべて記述します。【高ストレス者のみ】の項目として、「職場環境の改善に関する意見」があり、労働者への指導のみで改善が難しい場合などにはこの欄に具体的内容を記述します。

　　なお、面接指導結果のうち、労働者の心理的な負担の状況やその他の

心身の状況は、診断名、検査値、具体的な愁訴の内容等の生データや詳細な医学的な情報を記載すべきではありません。

〈表5〉 面談指導について記録に残さなければならない事項
　　　　（労働安全衛生規則第52条の18）

1．面接指導の実施年月日
2．当該労働者の氏名
3．面接指導を行った医師の氏名
4．当該労働者の勤務の状況
5．当該労働者の心理的な負担の状況
6．その他の労働者の心身の状況
7．当該労働者の健康を保持するために必要な措置についての医師の意見

（7） ストレスチェック制度における面接指導に関する法令および関連指針等

①労働安全衛生法

第66条の10（心理的な負担の程度を把握するための検査等）

　事業者は、労働者に対し、厚生労働省令で定めるところにより、医師、保健師などその他の厚生労働省令で定める者（以下この条において「医師等」という。）による心理的な負担の程度を把握するための検査を行わなければならない。

2　事業者は、前項の規定により行う検査を受けた労働者に対し、厚生労働省令で定めるところにより、当該検査を行つた医師等から当該検査の結果が通知されるようにしなければならない。この場合において、当該医師等は、あらかじめ当該検査を受けた労働者の同意を得ないで、当該労働者の検査の結果を事業者に提供してはならない。

3　事業者は、前項の規定による通知を受けた労働者であつて、心理的な負担の程度が労働者の健康の保持を考慮して厚生労働省令で定める要件に該当するものが、医師による面接指導を受けることを希望する旨を申し出たときは、当該申出をした労働者に対し、厚生労働省令で定めるところにより、医師による面接指導を行わなければならない。この場合において、事業者は、労働者が当該申出をした

ことを理由として、当該労働者に対し、不利益な取扱いをしてはならない。

4　事業者は、厚生労働省令で定めるところにより、前項の規定による面接指導の結果を記録しておかなければならない。

5　事業者は、第３項の規定による面接指導の結果に基づき、当該労働者の健康を保持するために必要な措置について、厚生労働省令で定めるところにより、医師の意見を聴かなければならない。

6　事業者は、前項の規定による医師の意見を勘案し、その必要があると認めるときは、当該労働者の実情を考慮して、就業場所の変更、作業の転換、労働時間の短縮、深夜業の回数の減少等の措置を講ずるほか、当該医師の意見の衛生委員会若しくは安全衛生委員会又は労働時間等設定改善委員会への報告その他の適切な措置を講じなければならない。

②労働安全衛生法に基づくストレスチェック制度実施マニュアル
（令和３年２月改訂）

　　ストレスチェック制度について、実務を担う産業保健スタッフ等向けに各事業場でストレスチェック制度を適切に導入し運用していくための進め方と留意点を示した手引きとなっています。事業場内産業保健スタッフが、ストレスチェック制度に関する一連の業務を行う際に参照できるように構成されており、法令に従うほか、この手引きの必要箇所を参照し、ストレスチェック制度を適切に実施することが望まれます。

③数値基準に基づいて「高ストレス者」を選定する方法
（平成29年８月更新）

　　②の実施マニュアルに高ストレス者を選定する方法が記載されており、その内容に基づいた、さらに具体的な手順について解説されています。

④長時間労働者、高ストレス者の面接指導に関する報告書・意見書作成
マニュアル
（平成28年6月修正）

　長時間労働者と高ストレス者に対する面接指導の結果に基づいて作成する報告書・意見書の様式例とその記載例、報告書・意見書の作成の流れを示しており、医師が面接指導を行う際の参考資料となります。

⑤情報通信機器を用いた医師による面接指導の実施
（令和2年11月一部改正　基発1119第2号）

　長時間労働者やストレスチェック制度における面接指導を、情報通信機器を用いて行うことについての基本的な考え方や留意事項が示されている通達です。

⑥医学的知見に基づくストレスチェック制度の高ストレス者に対する適切な面接指導実施のためのマニュアル
（2021年9月版）

　産業医経験が少ない医師でも聞き落としなく高ストレス者の面接指導ができるように作成されており、実例とエビデンスをもとに構成されています。

長時間労働者、高ストレス者の
面接指導に関する
報告書・意見書作成マニュアル

平成27年11月
平成28年6月修正
厚生労働省労働基準局安全衛生部
労働衛生課産業保健支援室

4 メンタルヘルス不調者の復職支援

メンタルヘルス不調により休業した労働者が職場復帰を希望した際の面接、判断および支援を行う方法

> 職業生活等において強い不安、ストレス等を感じる労働者は約6割であり、また、メンタルヘルス上の理由により連続1ヵ月以上休業または退職した労働者は約1%といわれています。
>
> 「心の健康問題により休業した労働者の職場復帰支援の手引き」(以下、「手引き」)にのっとり、産業医がメンタルヘルス不調者の復職面接を行う際の方法や留意点について解説します。

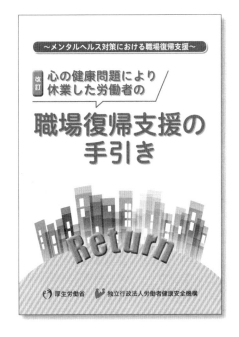

~メンタルヘルス対策における職場復帰支援~

改訂 心の健康問題により
休業した労働者の

職場復帰支援の手引き

Return

厚生労働省　独立行政法人労働者健康安全機構

（1）職場復帰支援のフロー図

　メンタルヘルス不調により休業した労働者の職場復帰支援は、以下のフローに従って実施します。

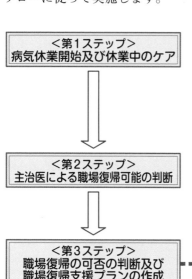

・労働者が病気休業期間中に安心して療養に専念できるよう、経済的な保障、休業の最長（保障）期間、必要な事務手続きや職場復帰支援の手順について説明します。回復期には、職場復帰に向けた準備についてアドバイスを行います。

・休業中の労働者から職場復帰の意思が伝えられ、主治医から職場復帰可能の判断が記された診断書が提出されると、第3ステップに進みます。

▶ (3)"面接の実際(本人との面接)"へ
　　　　　　　　　　　(P.112)

(4)"面接の実際(管理監督者、人事
　労務部門との面接)"へ (P.118)

・最終的な職場復帰の決定を行うのは事業者です。事業者は、産業医が作成する「職場復帰に関する意見書」に基づき職場復帰の決定を行い、就業上の配慮の内容についても併せて労働者に通知します。

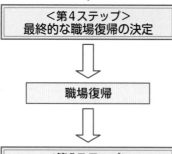

・職場復帰後はフォローアップを実施し、適宜、職場復帰支援プランの評価、見直しを行います。

(2) 職場復帰支援における産業医の役割

　職場復帰支援の中では、職場復帰しようとする労働者、産業医のみでなく、管理監督者（上司その他労働者を指揮命令する者をいう）や人事労務部門など、多くの関係者がそれぞれの役割を果たす必要があります。ここでは、産業医の役割について一覧表にまとめました。

段　階	産業医の役割
第1ステップ **病気休業開始及び休業中の ケア**	・休業中にどのようにフォローするか、管理監督者や人事労務部門と話し合いましょう。 ・この時期に本人と面接をしておくと、第3ステップで本人と面接する際、状態・症状の比較を行うことができます。
第2ステップ **主治医による職場復帰可能 の判断**	・今までの治療経過や復職に向けた配慮について、必要に応じて、主治医と情報交換を行いましょう（ただし、本人の同意を得たうえで行うことが必要です）。
第3ステップ **職場復帰の可否の判断及び 職場復帰支援プランの作成**	・復職面接を実施します。 ・面接の結果から職場復帰の可否、就業制限の有無を判断し、職場復帰に関する意見書（産業医意見書）を作成します。
第4ステップ **最終的な職場復帰の決定**	・最終的な職場復帰の決定を行うのは事業者です。職場復帰に関する判定委員会（いわゆる復職判定委員会等）を設置し、その中で審議を行っている企業もあります。産業医がこの判定委員会に入っている場合もあります。
第5ステップ **職場復帰後のフォローアップ**	・定期的に面接を行い、状態の確認を行います。 ・就業制限を設定した場合は、その有効期限を明記するとともに、フォローアップの面接で就業制限の変更を行います。

（3）面接の実際（本人との面接）

> 　復職面接の前提として、面接時に本人と産業医との間に面識があるかどうかによって留意点が異なります。
>
> 　初対面の場合は、まずはじっくりと本人の話を傾聴し、本人とのラポールを構築することが重要です。しかし、1回の面接のみで復職可否を判断するのは難しいことです。休業前または休業時点で産業医に連絡があり、面接を行うことが可能であれば、
>
> ・本人との面識を持つことができる
> ・休業時と復職時とで状態の変化を評価することができる
> ・休業中の留意点を本人に伝えることができる
>
> など、より質の高い支援を行うことが可能です。
>
> 　休業前または休業時点で産業医に連絡が来るよう、事業場担当者に依頼を出しておきましょう。

①労働者の職場復帰に対する意思の確認

　労働者本人が職場復帰の意思を持っており、就業意欲があることが大前提です。当然のことのように思われますが、長期休業となったことにより、同居している家族から強く復職を勧められ、本人の意に反して復職の申出をする場合があります。まずは、本人の意思を確認しましょう。ただし、上述したように、本人と産業医との間に信頼関係がない状態で本心を聞き出すことは困難です。面接を進めていく中で、本人の気持ちを少しずつ確認しましょう。

　本人との信頼関係を構築するうえでも、面接の冒頭で、職場復帰支援の流れを具体的に説明し、同意を得ましょう。個人情報の取扱いについても説明しましょう。本人は、自分が話した内容がどの程度、管理監督者や人事労務部門に伝わるか、という不安を抱くものです。管理監督者、人事労務部門に面接結果をフィードバックする際は、本人の同意を得たうえで行うことを本人に伝えましょう。

　ただし、職場復帰支援を円滑に行うためには、本人、管理監督者、人事労務部門、産業保健スタッフが連携し、情報共有を行うことが大

切です。本人の情報を関係者間で共有することを過度に制限することで、関係者間の相互理解が進まず、結果的に本人の復職支援がうまくいかなくなることがあります。このことを本人に十分説明し、同意を得て情報共有を進めましょう。

②産業医等による主治医からの意思の確認

　診断書に記載されている内容のみでは情報が不足していることがあります。その場合は、主治医に連絡をとり、情報や意見を収集します。ただし、主治医は本人の同意を得ずに産業医に話をすることはできませんので、必ず本人の同意を得て、そのことを主治医に伝えます。本人から主治医に、情報開示の同意をしていることを伝えてもらうと円滑に連携が進みます。

　主治医との連絡手段は、書面、電話、直接会う、があります。いずれにせよ、主治医は忙しい診療行為の合間を縫って対応することを忘れてはいけません。書面で行う場合、手引きにある「職場復帰支援に関する情報提供依頼書」が利用可能です。主治医が記入する負担（時間）を考慮すると、Ａ４サイズ１枚（多くて２枚）に収めるのが望ましいでしょう。

　また、主治医が発行した情報提供書の費用を、誰が負担するかを事前に取り決め、ルール化しておくことが望ましいでしょう。

　なお、最終的に職場復帰が決定した後、主治医に対して、手引きにある「職場復帰及び就業上の配慮に関する情報提供書」等を利用して、最終的な就業配慮の内容やその後の経過についてフィードバックしましょう。

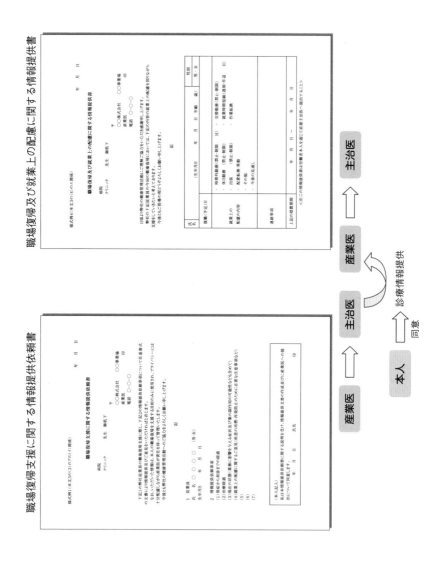

③労働者の状態等の評価

1）治療状況および病状の回復状況の確認〜不調をきたした時期から現在に至るまでの経過を確認しましょう

　　不調時から現在までの自覚症状を把握し、回復の経過を把握します。うつ病の場合、抑うつ気分や喜び・興味の減退を確認するなど、疾患に合わせ症状を把握します。主訴については、休業中の症状経過を詳しく確認します。症状を確認する際、業務遂行に影響を及ぼす可能性の有無について、想定しながら聞き取りを行うことが大切です。

　　休業中および現在の治療状況（どの病院に、どれくらいの頻度で通院したか）を確認します。内服薬の具体的な名前とその増減を確認することで、本人の状態をある程度推測することができるでしょう。業務や通勤で自動車の運転が必要な場合には、内服薬の種類によって考慮が必要な場合もあります（後述）。また、薬の副作用の有無についても確認しましょう。

　　面接を通して大切なことの1つは、メンタルヘルス不調の（根本）原因が何かを把握することです。ストレッサーが原因となっている疾患の中には、原因が仕事（職場の人間関係や業務内容等）にある場合、プライベートな出来事にある場合、またはその両者の場合とさまざまです。多くのケースでは、いくつかの原因が重なっています。職場側に原因があれば、事業者はそれに対して適切に対応することが求められます。産業医としては、職場側のストレッサーに対してどのような配慮が必要か、職場外のストレッサーが働くうえでどのような影響を及ぼすかを考えながら面接を行いましょう。

2）業務遂行能力についての評価

　　まず大切なことは、睡眠の状態を確認することです。多くのメンタルヘルス疾患では不眠をともなうことが多いため、不眠（入眠困難、中途覚醒、早朝覚醒）の有無、就寝時間と起床時間、起床時の気分を確認します。また、日中の眠気の有無を確認します。日中に長時間眠ってしまうような状態では、毎日会社に来て働くことは困難です。毎日、決まった時間に起きて出社できるためのリズムが整っているかどうかを確認します。

　　その他、食事や運動習慣についても確認します。

　産業医が行う復職判定では、業務を行うのに支障ない健康状態まで回復しているかどうかを判断することになります。ただし、「集中力は回復していますか？」のように、一般的な聞き取りを行っても評価することは困難です。そこで、休業中に行っていた日常生活の詳細を確認し、業務に関連するような内容についてはさらに掘り下げて確認します。

・家事（掃除、洗濯、炊事等）を行っていたか？1日、何時間行っていたか？
・運動はしていたか？どのような運動か？1日、何時間行っていたか？
・趣味で行っていたことはあるか？（興味の減退がどの程度、回復しているかも判断する）
・新聞や本は読んでいたか？1日、何時間行っていたか？その際の疲労感やその回復具合、集中力はどうであったか？

　休業中に産業医が面談を実施していた場合、回復期には日常生活の中で、復職の準備を行うためのアドバイスができます。どのような状態になったら復職ができるかの目安を説明するとともに、そのために行うことを具体的にアドバイスしましょう。たとえば、休業前に書類作成していた人であれば、文章を読むことは必須の業務遂行能力です。そこで、回復期に文書をほとんど読んでいない人に対して、新聞や本などを読むことを勧めます。次回の面談では、毎日、何時間読んでいるか、すぐに疲れることはないか等を確認し、業務遂行能力を評価しましょう。

3）今後の就業に関する労働者の考え
　次の3点について、確認を行います。
(a) 希望する復職先
(b) 希望する就業上の配慮の内容や期間
(c) 管理監督者や人事労務部門、産業保健スタッフに対する意見や希望（職場の問題点の改善や勤務体制の変更、健康管理上の支援方法など）

　これら本人の希望を聞き取ると同時に、それに対して自分自身ができていること、すべきことを確認することが大切です。復職・労働に

対する意欲、想定されるストレッサーに対してどのように対処していくか等です。たとえば、職場に配慮してもらいたい内容について、何ヵ月後に自分でできるようになるかを本人に確認します。本人が前回と異なりストレッサーに対処できるか、また、体調不良を自覚した初期の段階で適切に行動（早めに主治医や産業保健スタッフ、管理監督者に相談する）できるかを見極めましょう。また、以下のような目的もあります。

・復職に際し、自分自身の回復に向けた目標を設定すること
・就業配慮のために業務サポートを行う同僚や管理監督者に対して、そのサポート業務を受け入れてもらうための説明をすること

　２点目は特に重要です。周囲にサポート業務を快諾してもらうためには、目的は何で、いつまで就業配慮が必要なのか、明確に説明を行うことが大切です。本人が周囲に対して、状態・状況の説明を行い、業務サポートのお願いをすることができれば、本人と周囲とのコミュニケーションが良好にいくでしょう。本人以外が説明すると、個人情報の問題で、どこまでのことを周囲に伝えてよいか、事前に本人への確認が必要となります。その点、本人自身が説明すれば、その心配がありません。何より、本人が周囲に対して業務サポートをお願いすることで、周囲の納得感も高まります。周囲の復職受け入れ状況の善し悪しは、復職成功の鍵となります。

　以上を踏まえ、会社としてできる範囲で配慮を検討します。ただし、すべてが本人の希望通りいくわけではないでしょう。本人が希望することに対して、会社がすべきこと、本人がすべきことを確認し、そのことを各自が納得する（合意する）ことが大切です。復職の成否には、この「納得感」を醸成することが鍵となります。また必要な就業配慮や、その決定に至るまでのプロセスについて、職場の同僚に説明を行い、周囲の納得感も醸成することで、復職の受け入れが良好な環境を整備しましょう。

4）家族からの情報

　可能であれば、必要に応じて家庭での状態（病状の改善の程度、食事・睡眠・飲酒等の生活習慣など）についての情報を収集します。家

族から聞き取りを行うと、本人から聞き取った内容と異なっていることもあるでしょう。より正確な情報を得るために、家族からの情報は有用です。家族との面談により、家族と本人との関係性が見えてくることもあります。また、会社の復職支援の仕組みや状況を伝えることで、家族の会社に対する理解が促進されるメリットもあります。

　しかし、必ず家族と連携しないといけないわけではありません。状況や時間的余裕等を勘案し、必要に応じて行います。躁うつ病や統合失調症で陽性症状が顕在化している（する可能性が高い）場合、復職後に職場で問題となることが想定されます。そのようなケースでは、家族に相談することが不可欠な状況も想定されるため、あらかじめ家族と良好な関係を築いておくことも考えましょう。

（4）面接の実際（管理監督者、人事労務部門との面接）

　復職可否の判断を行う面接の場合、少なくとも管理監督者と直接会って、話をすることが重要です。
　管理監督者と面接を行う目的は、

　①本人の業務内容・職場環境を詳しく把握する
　②管理監督者から見た本人の様子を知る
　③管理監督者や職場のメンタルヘルスに関する理解を確認する
　④実現可能な就業上の配慮や人事労務管理上の配慮について協議する

などがあります。

①本人の業務内容・職場環境について
　復職可否の判断には、本人の健康状態と業務および職場との適合性について判断することになるため、業務および職場について詳しく把握する必要があります。業務量（作業時間）や質（要求度、困難度など）を把握し、業務と労働者の能力および意欲・関心とが適合しているかどうかを評価します。
　職場における作業が想像しにくい場合（肉体労働や特殊な作業の場合など）、一度、現場を巡視するのも1つの方法です。産業医が業務および職場のことを十分に理解していることが、産業医の判断の信頼

性に対する前提条件です。普段から確実に職場巡視を行い、職場のことを理解することは、面接の場面でも大切なことなのです。

　職場の同僚や管理監督者との人間関係も重要な確認項目です。労働者がストレスに感じる要因の上位に職場の人間関係が入ります。職場の人間関係の状況がどうなっているのか、産業医として把握しておきたい事項です。特に本人と管理監督者との関係性は重要です。

②管理監督者から見た本人の様子について

　本人以外の視点からの情報を得ることは重要です。復職面接では、本人が面接で話した内容が判断根拠の中心となります。本人の話した内容について、多くの人（管理監督者や同僚、主治医など）からの情報と比較し、判断の信頼性を高めましょう。本人と管理監督者とは、直接、業務上の指示・命令をする／される関係ですので、必要不可欠な情報です。

③管理監督者や職場のメンタルヘルスに関する理解について

　職場復帰者を支える職場の雰囲気やメンタルヘルスに関する理解の程度は、復職の成否に影響します。特に管理監督者の理解は欠かせません。管理監督者のメンタルヘルスに対する理解の程度について、会話をする中で把握しましょう。理解が不足している場合は、どのような対応が必要か指導することも必要です。ただし、管理監督者は部下の管理以外にも、部署の管理業務や現場での作業など、プレイングマネージャーとしての役割を果たしていることが多く、非常に多忙です。管理監督者に過度なストレスがかかり、メンタルヘルス不調となることもありますので、管理監督者に対してサポートを行うことも忘れてはいけません。

④実現可能な就業上の配慮や人事労務管理上の配慮について

　産業医が必要な就業配慮を意見しても、それが非現実的なものであっては意味がありません。たとえば、「半日勤務による試し出勤から始めることが望ましい」と意見を行ったが、そもそも当該企業が試し出勤制度を設けておらず、そのような配慮ができない、というようなケースです。これは極端な事例ですが、会社としてどこまでの配慮を行う

か、管理監督者や人事労務部門とよく相談したうえで産業医としての意見を出しましょう。

（5）職場復帰支援プランの作成

　数ヵ月にわたって休業していた労働者に、いきなり発病前と同じ質、量の仕事を期待することには無理があります。また、うつ病などでは、回復過程においても状態に波があることも事実です。就業上の配慮は個々のケースへの適用に当たって、どのような順序で何を適用するかについて、慎重に検討しましょう。

　就業上の配慮に関する意見は、「職場復帰に関する意見書（いわゆる「産業医意見書」）」に記載し発行します。

　ポイントは、

・文書として発行しましょう。
・文書は誰が見るかを明確に定めましょう。
　（「産業医意見書」が、どの順番で、誰に回るか、あらかじめルールを定めましょう。ルールが決まっていない場合は、安全衛生委員会などの場を利用して、取り決めましょう。必要な範囲で確実に情報共有されていることが大切です。）
・適宜、見直しを行いましょう。
　（就業制限をかけた場合は、有効期限はいつまでかを明記します。産業医執務が月1回の場合は、その有効期限は月単位にします。復職当初は、できる限り毎月フォローのための面接が行えることが理想的です。面接で状態の再評価を行い、就業制限を見直しましょう。）
・就業上の配慮は、具体的に記載しましょう。
　P.121に具体的な就業上の配慮の例を挙げます。

就業上の配慮の例

> ・短時間勤務
> ⇒適切な生活リズムが整っていることが望ましいという観点か
> らは、始業時刻を遅らせるのではなく終業時刻を早める方が
> 望ましい。
> ・軽作業や定型業務への従事
> ・残業や深夜業務の禁止
> ・出張制限（顧客との交渉やトラブル処理などの出張、宿泊をと
> もなう出張などの制限）
> ・交替勤務制限
> ・業務制限（危険作業、運転業務、高所作業、窓口業務、苦情処
> 理業務等の禁止または免除）
> ・フレックスタイム制度の制限または適用（ケースにより使い分ける）
> ・転勤についての配慮

（6）復職面接、復職可否の判断を行ううえで留意すべき事項

① 「まずは元の職場への復帰」の原則

　職場復帰に関しては元の職場（休業前の職場）へ復帰させることが
多いと思います。これは、たとえより好ましい職場への配置転換や異
動であったとしても、新しい環境への適応にはやはりある程度の時間
と心理的負担を要するためであり、そこで生じた負担が疾患の再燃・
再発に結びつく可能性が指摘されているからです。これらのことから、
職場復帰に関しては「まずは元の職場への復帰」を原則とし、今後、
配置転換や異動が必要と思われる事例においても、まずは元の慣れた
職場で、ある程度のペースがつかめるまで業務負担を軽減しながら経
過を観察し、そのうえで配置転換や異動を考慮した方がよい場合が多
いと考えられます。

　ただし、これはあくまでも原則です。元の職場での業務や人間関係
がストレッサーとなっており、その解決が困難な場合には、復職時に
配置転換を検討する場合もあります。その際は、配置転換することの
メリット、デメリットを十分に検討する必要があります。

　また、判断を行う際、本人の希望のみで判断を行わないよう注意が必要です。復職に際し、職場の人間関係を理由に本人から強く他部署への異動希望が出されることがあります。本人の希望は傾聴しつつ、「会社がやるべき（配慮すべき）こと」と、「本人がするべきこと」を考えましょう。

　なお、元の職場への復帰であっても、復職時には元の職場の業務内容や人員が大きく変わっている場合があります。そのような場合には、復職後の環境に適応できるかについて注意が必要です。

②パワーハラスメント、セクシュアルハラスメント

　復職面接の際、本人から、「パワーハラスメント（パワハラ）、セクシュアルハラスメント（セクハラ）を受けており、それがストレッサーでメンタルヘルス不調をきたした」等の訴えがなされることがあるかもしれません。産業医として、本人の話に傾聴しつつ、メンタルヘルス不調への対応を考えることが大切です。一方、パワハラやセクハラがあったことを前提として、その対応を産業医が前面に出て行うことには、慎重になるべきでしょう。

　パワハラやセクハラについては、その事実があったかどうか、事実認定を行うことが重要です。そのためには、多くの関係者から聞き取りをする必要があります。企業には、パワハラやセクハラの相談窓口を設置することが義務付けられており、人事、法務、コンプライアンス等の部署が担当していることが多いと思います。産業医が多くの関係者から聞き取りをすることは事実上困難であるうえ、それは産業医の職務でもありません。産業医は、事実認定は専門部署にまかせ、本人のメンタルヘルス不調への対応に専念しましょう。本人が相談窓口等に相談していない場合は、状況や本人の事情をよく聴いたうえで、可能であれば本人自ら相談するよう促しましょう。

（7）メンタルヘルス不調者の復職支援に関する法令および関連指針等

①労働安全衛生法

> **第69条**（健康教育等）
> 　事業者は、労働者に対する健康教育及び健康相談その他労働者の健康の保持増進を図るため必要な措置を継続的かつ計画的に講ずるように努めなければならない。
> 　2　労働者は、前項の事業者が講ずる措置を利用して、その健康の保持増進に努めるものとする。

②労働者の心の健康の保持増進のための指針
　（平成18年３月策定、平成27年11月改正）
　　労働安全衛生法第69条第１項の措置の適切かつ有効な実施を図るための指針であり、事業場において事業者が講ずるように努めるべき労働者の心の健康の保持増進のための措置が適切かつ有効に実施されるよう、原則的な実施方法について定めたものです。事業者は、本指針に基づき、各事業場の実態に即した形でメンタルヘルスケアの実施に積極的に取り組むことが重要です。

③心の健康問題により休業した労働者の職場復帰支援の手引き
　（平成16年10月策定、平成21年３月改訂）
　　メンタルヘルス不調により休業した労働者に対する職場復帰を促進するため、事業場向けマニュアルとして厚生労働省が作成したものです。本稿は、この手引きの内容から、産業医が行う面接の際のエッセンスを抜き出し、実践的な内容を加味して記述しています。より詳細な内容は、この手引きをご確認ください。

④心理的負荷による精神障害の認定基準（令和２年５月改正）
　　仕事によるストレス（業務による心理的負荷）が関係した精神障害について、労災認定をするかどうかの判断の基準を定めたものです。
　　精神障害の労災認定の要件は、

・認定基準の対象となる精神障害を発症していること
・認定基準の対象となる精神障害の発症前おおむね6ヵ月の間に、業務による強い心理的負荷が認められること（「業務による強い心理的負荷が認められる」とは、業務による具体的な出来事があり、その出来事とその後の状況が、労働者に強い心理的負荷を与えたことをいいます。）
・業務以外の心理的負荷や個体側要因により発症したとは認められないこと

です。

　産業医が労災認定の判断をすることはありませんが、どのような出来事（業務上、業務外とも）が強い心理的負荷と認定されるのかを知っておくことは、産業医にとって大切なことです（詳しくは下記の認定基準のパンフレットをご確認ください）。

「精神障害の労災認定」（厚生労働省）
https://www.mhlw.go.jp/content/000863878.pdf

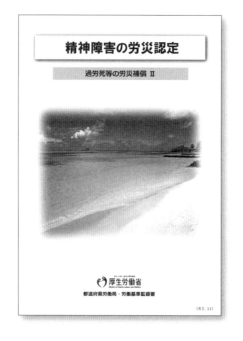

5 母性健康管理措置

妊娠している女性労働者が、何らかの症状によって就業上の措置が必要な場合の対応

正常な妊娠および出産は、病気ではなく生理的な現象と捉えることもできますが、妊婦の20〜30%は、母体にかかるさまざまな負荷によって、その経過中に軽微なものを含めると何らかの異常を起こすといわれ、職場で配慮すべき特別な健康状態の1つです。

事業者は、妊娠中および出産後の女性労働者が、健康診査等を受け、医師等から指導を受けた場合は、その女性労働者が受けた指導を守ることができるようにするために、勤務時間の変更や、勤務の軽減等必要な措置を講じなければいけません（男女雇用機会均等法第13条）。医師からの指導が的確に事業者へ伝えられるためのツールとして、「母性健康管理指導事項連絡カード」（P.131, 132）があり、母子健康手帳にも添付されています。なお、「母性健康管理指導事項連絡カード」の様式は、令和3年3月に改正されました。改正前の様式では、症状等に対して措置が1対1でしか選べませんでしたが、改正後は、「症状等」と「標準措置」の項目欄を独立させ、症状等に応じ、考えられる措置を複数選べるようになりました。妊娠中・産後の不安・不眠・落ち着かないなど、妊産婦のメンタルヘルスへの対応の必要性など、新しい項目が追加されました。

（1）母性健康管理のフロー図

母性健康管理措置は、以下のフローに従って実施します。

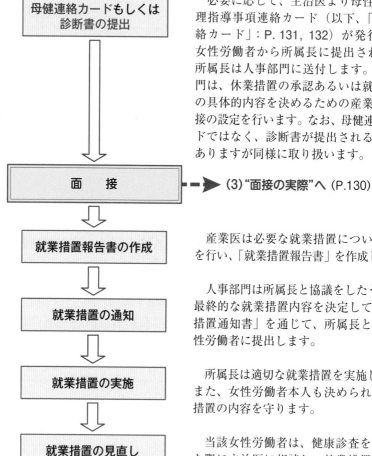

母健連絡カードもしくは診断書の提出

必要に応じて、主治医より母性健康管理指導事項連絡カード（以下、「母健連絡カード」：P.131, 132）が発行され、女性労働者から所属長に提出されます。所属長は人事部門に送付します。人事部門は、休業措置の承認あるいは就業措置の具体的内容を決めるための産業医の面接の設定を行います。なお、母健連絡カードではなく、診断書が提出されることもありますが同様に取り扱います。

面　接　- - ▶ （3）"面接の実際"へ（P.130）

就業措置報告書の作成

産業医は必要な就業措置について判断を行い、「就業措置報告書」を作成します。

就業措置の通知

人事部門は所属長と協議をしたうえで、最終的な就業措置内容を決定して「就業措置通知書」を通じて、所属長と当該女性労働者に提出します。

就業措置の実施

所属長は適切な就業措置を実施します。また、女性労働者本人も決められた就業措置の内容を守ります。

就業措置の見直し

当該女性労働者は、健康診査を受診した際に主治医に相談し、就業措置の見直しが必要な場合には、「母健連絡カード」を再提出します。

※女性労働基準規則で、妊産婦が従事することが禁止されている業務があります（表1）。その場合には、本人の妊娠の申出に基づき、直ちに業務を外すことが必要です。

〈表１〉 労働基準法第64条の３の規定により妊娠中の女性を就かせてはならない業務（女性労働基準規則 第２条）

就業制限業務	妊婦 （妊娠中の女性）	産婦 （産後1年を経過 しない女性）	その他女性
1　下の表の左欄に掲げる年齢の区分に応じ、それぞれ右欄に掲げる重量以上の重量物を取り扱う業務	×	×	×
2　ボイラーの取扱いの業務	×	△	○
3　ボイラーの溶接の業務	×	△	○
4　つり上げ荷重が５t以上のクレーン、デリック又は制限荷重が５t以上の揚貨装置の運転の業務	×	△	○
5　運転中の原動機又は原動機から中間軸までの動力伝導装置の掃除、給油、検査、修理又はベルトの掛換えの業務	×	△	○
6　クレーン、デリック又は揚貨装置の玉掛けの業務（２人以上の者によって行う玉掛けの業務における補助作業の業務を除く。）	×	△	○
7　動力により駆動させる土木建築用機械又は船舶荷扱用機械の運転の業務	×	△	○
8　直径が25cm以上の丸のこ盤（横切用丸のこ盤及び自動送り装置を有する丸のこ盤を除く。）又はのこ車の直径が75cm以上の帯のこ盤（自動送り装置を有する帯のこ盤を除く。）に木材を送給する業務	×	△	○
9　操車場の構内における軌道車両の入換え、連結又は解放の業務	×	△	○
10　蒸気又は圧縮空気により駆動されるプレス機械又は鍛造機械を用いて行う金属加工の業務	×	△	○
11　動力により駆動されるプレス機械、シャー等を用いて行う厚さ８mm以上の鋼板加工の業務	×	△	○
12　岩石又は鉱物の破砕機又は粉砕機に材料を送給する業務	×	△	○
13　土砂が崩壊するおそれのある場所又は深さが５m以上の地穴における業務	×	○	○
14　高さが５m以上の場所で、墜落により労働者が危害を受けるおそれのあるところにおける業務	×	○	○
15　足場の組立て、解体又は変更の業務（地上又は床上における補助作業の業務を除く。）	×	△	○
16　胸高直径が35cm以上の立木の伐採の業務	×	△	○
17　機械集材装置、運材索道等を用いて行う木材の搬出の業務	×	△	○

（項目1内の表）

年齢	重量（単位：kg）	
	断続作業の場合	継続作業の場合
満16歳未満	12	8
満16歳以上 満18歳未満	25	15
満18歳以上	30	20

5
母性健康管理措置

127

就業制限業務	妊婦 (妊娠中の女性)	産婦 (産後1年を経過 しない女性)	その他女性
18　特化則、鉛則、有機則の適用を受ける26の化学物質※ 　を扱う作業場のうち、作業環境測定を行った結果「第3 　管理区分」となった屋内作業場での業務、タンク内での 　業務など呼吸用保護具の着用が義務付けられている業務	×	×	×
19　多量の高熱物体を取り扱う業務	×	△	○
20　著しく暑熱な場所における業務	×	△	○
21　多量の低温物体を取り扱う業務	×	△	○
22　著しく寒冷な場所における業務	×	△	○
23　異常気圧下における業務	×	△	○
24　さく岩機、鋲打機等身体に著しい振動を与える機械 　器具を用いて行う業務	×	×	○

(注)　1.　×…就かせてはならない業務、△…申し出た場合就かせてはならない業務、○…就かせてもさしつ
　　　　　かえない業務、を示す。
　　　2.　坑内業務については、就業制限の定めがある。(労働基準法第64条の2、女性労働基準規則第1条)

※18に規定される就業制限対象化学物質と管理濃度

特定化学物質障害予防規則の適用を受けるもの		
	物質名	管理濃度
1	塩素化ビフェニル (PCB)	$0.01mg/m^3$
2	アクリルアミド	$0.1mg/m^3$
3	エチルベンゼン	20ppm
4	エチレンイミン	0.05ppm
5	エチレンオキシド	1ppm
6	カドミウム化合物※	$0.05mg/m^3$
7	クロム酸塩※	$0.05mg/m^3$
8	五酸化バナジウム※	$0.03mg/m^3$
9	水銀およびその無機化合物 (硫化水銀を除く)	$0.025mg/m^3$
10	塩化ニッケル (Ⅱ) ※ (粉状のものに限る)	$0.1mg/m^3$
11	スチレン	20ppm
12	テトラクロロエチレン (パークロロエチレン)	50ppm
13	トリクロロエチレン	10ppm
14	砒素化合物※ (アルシンと砒化ガリウムを除く)	$0.003mg/m^3$
15	ベータ-プロピオラクトン	0.5ppm
16	ペンタクロルフェノール (PCP) およびそのナトリウム塩	$0.5mg/m^3$

特定化学物質障害予防規則の適用を受けるもの		
	物質名	管理濃度
17	マンガン※	$0.2mg/m^3$

鉛中毒予防規則の適用を受けるもの		
	物質名	管理濃度
18	鉛およびその化合物	$0.05mg/m^3$

有機溶剤中毒予防規則の適用を受けるもの		
	物質名	管理濃度
19	エチレングリコールモノエチル エーテル (セロソルブ)	5ppm
20	エチレングリコールモノエチル エーテルアセテート (セロソルブアセテート)	5ppm
21	エチレングリコールモノメチル エーテル (メチルセロソルブ)	0.1ppm
22	キシレン	50ppm
23	N, N−ジメチルホルムアミド	10ppm
24	トルエン	20ppm
25	二硫化炭素	1ppm
26	メタノール	200ppm

※カドミウム、クロム、バナジウム、ニッケル、砒素の金属単体、マンガン化合物は対象とならない。
※平成26年11月1日からスチレン、テトラクロロエチレン、トリクロロエチレンが有機溶剤中毒予防規則 (有機則)
の措置対象物質から特定化学物質障害予防規則 (特化則) の措置対象物質になりました。なおこれらの物
質については特別有機溶剤として、特化則において準用する有機則の規定の適用を受けます。

(2) 母性健康管理における産業医の役割

フローの各段階における産業医の役割について一覧表にまとめました。

段　階	産業医の役割
本人からの母健連絡カードもしくは診断書の提出	・管理監督者や人事担当者などから産業医に連絡がきます。
情報収集（必要に応じて面接後にも行います）	・管理監督者に作業の内容や職場環境を確認します。 ・症状等や治療、今後の経過について、必要に応じて、主治医と情報交換を行いましょう（ただし、本人の同意を得たうえで行うことが必要です）。
面　接	・面接を実施します。 ・面接の結果から就業措置の必要性と内容について判断し、就業措置報告書（産業医意見書）を作成します。
就業措置の決定	・最終的な就業措置の決定を行うのは事業者です。
就業措置の実施、見直し	・定期的に面接を行い、就業措置の順守状況と症状等の確認を行います。必要に応じて見直しを行います。

母健連絡カードに基づき、母性健康管理が円滑に実施されるためには、対象者・管理監督者・同僚・人事部門になり得るすべての従業員が母性健康管理の必要性や役割を理解していることが必要です。

個別の就業措置の企業内でのプロセスが始まる契機は、本人から母健連絡カードが提出されることから始まります。女性労働者自身の業務負荷について認識し、主治医に報告・相談する内容として認識しておくことが必要です。そのためには、日頃からの啓発活動が必要です。

その際、管理監督者や同僚の中には、本人もしくは近しい人の妊娠などの個人的な数少ない経験により、妊娠中の症状や合併症に対して十分な理解が進まず、本人の怠けや甘えなどと捉えるケースも見受けられます。妊娠中の症状や合併症については、個人差が非常に大きいこと、本人の体調管理に影響されないことなどを十分周知しておくとよいでしょう。

5

母性健康管理措置

（3）面接の実際

> 　母健連絡カードは、示された「措置が必要となる症状等」のうち該当するものを○で囲み、必要な指導事項に○を付ける様式です。カードの裏面に、症状等に対して考えられる措置の例も示されています。「勤務時間の短縮」や「作業の制限」という項目に○があった場合、具体的にどのような対応をするかは、それぞれの事業場側で決める必要があり、産業医が選任されている事業場では、産業医の意見に基づいて制限が行われることになります。

①母健連絡カードに記載された内容の確認

　母健連絡カードは、症状等、指導事項に○が付いているところ、「標準措置に関する具体的内容、標準措置以外の必要な措置等の特記事項」を確認しましょう。また、就業措置を要する期間と、その他の指導事項の「妊娠中の通勤緩和の措置」ならびに「妊娠中の休憩に関する措置」に○があるかも確認しましょう。

　母健連絡カードではなく、診断書が提出された場合は、母健連絡カードにある項目、「症状・診断名」「必要な就業措置の内容」「就業措置の期間」「通勤緩和の措置」「休憩に関する措置」の情報の有無を確認し、必要であれば主治医に問い合わせをしましょう。

②女性労働者の自覚症状等の確認

　妊娠によってホルモンバランスが変化することにより身体的な負担が様々な症状として現れます。自覚症状をしっかり確認しましょう。

　自覚症状の有無が、症状等の重症さや就業措置の必要性に影響がない項目もありますが、つわりや腰痛、妊婦貧血などは自覚症状が就業措置の判断に重要です。通勤時や作業時の症状の出現やその程度、作業に支障が出ているかなどを確認するとよいでしょう。また、記載されていない項目以外の症状の有無も確認するとよいでしょう。環境の変化や産後や育児への不安などからも精神的な負担を感じやすくなっています。女性労働者の心理状態を確認しましょう。

母性健康管理指導事項連絡カード

年　　月　　日

事業主　殿

医療機関等名 --------------------------

医師等氏名 --------------------------

下記の1の者は、健康診査及び保健指導の結果、下記2～4の措置を講ずることが必要であると認めます。

記

1. 氏名　等

氏名		妊娠週数		週	分娩予定日	年　　月　　日

2. 指導事項

症状等（該当する症状等を○で囲んでください。）

措置が必要となる症状等
つわり、妊娠悪阻、貧血、めまい・立ちくらみ、腹部緊満感、子宮収縮、腹痛、性器出血、腰痛、痔、静脈瘤、浮腫、手や手首の痛み、頻尿、排尿時痛、残尿感、全身倦怠感、動悸、頭痛、血圧の上昇、蛋白尿、妊娠糖尿病、赤ちゃん(胎児)が週数に比べ小さい、多胎妊娠(　　胎)、産後体調が悪い、妊娠中・産後の不安・不眠・落ち着かないなど、合併症等(　　　　　　　　　　)

○がついている箇所を確認

指導事項（該当する指導事項欄に○を付けてください。）

	標準措置	指導事項
休業	入院加療	
	自宅療養	
勤務時間の短縮		
作業の制限	身体的負担の大きい作業(注)	
	長時間の立作業	
	同一姿勢を強制される作業	
	腰に負担のかかる作業	
	寒い場所での作業	
	長時間作業場を離れることのできない作業	
	ストレス・緊張を多く感じる作業	

休業は入院の要否を区別

(注) 「身体的負担の大きい作業」のうち、特定の作業について制限の必要がある場合には、指導事項欄に○を付けた上で、具体的な作業を○で囲んでください。

標準措置に関する具体的内容、標準措置以外の必要な措置等の特記事項

特記事項の欄に、より具体的な内容を記載

「作業の制限」は「身体的負担の大きい作業」と「ストレス・緊張を多く感じる作業」に区分

3. 上記2の措置が必要な期間

（当面の予定期間に○を付けてください。）

1週間(　月　日～ 　月　日)	
2週間(　月　日～ 　月　日)	
4週間(　月　日～ 　月　日)	
その他(　月　日～ 　月　日)	

4. その他の指導事項

（措置が必要である場合は○を付けてください。）

妊娠中の通勤緩和の措置(在宅勤務を含む。)	
妊娠中の休憩に関する措置	

指導事項を守るための措置申請書

年　　月　　日

上記のとおり、医師等の指導事項に基づく措置を申請します。

所属 --------------------------

氏名 --------------------------

事業主　殿

3

この様式の「母性健康管理指導事項連絡カード」の欄には医師等が、また、「指導事項を守るための措置申請書」の欄には女性労働者が記入してください。

（参考）症状等に対して考えられる措置の例

症状名等	措置の例
つわり、妊娠悪阻	休業（入院加療）、勤務時間の短縮、身体的負担の大きい作業（長時間作業場を離れることのできない作業）の制限、においがきつい・換気が悪い・高温多湿などのつわり症状を増悪させる環境における作業の制限、通勤緩和、休憩の配慮　など
貧血、めまい・立ちくらみ	勤務時間の短縮、身体的負担の大きい作業（高所や不安定な足場での作業）の制限、ストレス・緊張を多く感じる作業の制限、通勤緩和、休憩の配慮　など
腹部緊満感、子宮収縮	休業（入院加療・自宅療養）、勤務時間の短縮、身体的負担の大きい作業（長時間の立作業、同一姿勢を強制される作業、長時間作業場所を離れることのできない作業）の制限、通勤緩和、休憩の配慮　など
腹痛	休業（入院加療）、疾患名に応じた主治医等からの具体的な措置　など
性器出血	休業（入院加療）、疾患名に応じた主治医等からの具体的な措置　など
腰痛	休業（自宅療養）、身体的に負担の大きい作業（長時間の立作業、同一姿勢を強制される作業、腰に負担のかかる作業）の制限　など
痔	身体的負担の大きい作業（長時間の立作業、同一姿勢を強制される作業）の制限、休憩の配慮　など
静脈瘤	勤務時間の短縮、身体的負担の大きい作業（長時間の立作業、同一姿勢を強制される作業）の制限、休憩の配慮　など
浮腫	勤務時間の短縮、身体的負担の大きい作業（長時間の立作業、同一姿勢を強制される作業）の制限、休憩の配慮　など
手や手首の痛み	身体的負担の大きい作業（同一姿勢を強制される作業）の制限、休憩の配慮　など
頻尿、排尿時痛、残尿感	休業（入院加療・自宅療養）、身体的負担の大きい作業（寒い場所での作業、長時間作業場を離れることのできない作業）の制限、休憩の配慮　など
全身倦怠感	休業（入院加療・自宅療養）、勤務時間の短縮、身体的負担の大きい作業の制限、休憩の配慮、疾患名に応じた主治医等からの具体的な措置　など
動悸	休業（入院加療・自宅療養）、身体的負担の大きい作業の制限、疾患名に応じた主治医等からの具体的な措置　など
頭痛	休業（入院加療・自宅療養）、身体的負担の大きい作業の制限、疾患名に応じた主治医等からの具体的な措置　など
血圧の上昇	休業（入院加療・自宅療養）、勤務時間の短縮、身体的負担の大きい作業の制限、ストレス・緊張を多く感じる作業の制限、疾患名に応じた主治医等からの具体的な措置　など
蛋白尿	休業（入院加療・自宅療養）、勤務時間の短縮、身体的負担の大きい作業の制限、ストレス・緊張を多く感じる作業の制限　など
妊娠糖尿病	休業（入院加療・自宅療養）、疾患名に応じた主治医等からの具体的な措置（インスリン治療中等への配慮）　など
赤ちゃん（胎児）が週数に比べ小さい	休業（入院加療・自宅療養）、勤務時間の短縮、身体的負担の大きい作業の制限、ストレス・緊張を多く感じる作業の制限、通勤緩和、休憩の配慮　など
多胎妊娠（　　　胎）	休業（入院加療・自宅療養）、勤務時間の短縮、身体的負担の大きい作業の制限、ストレス・緊張を多く感じる作業の制限、通勤緩和、休憩の配慮　など
産後体調が悪い	休業（自宅療養）、勤務時間の短縮、身体的負担の大きい作業の制限、ストレス・緊張を多く感じる作業の制限、通勤緩和、休憩の配慮　など
妊娠中・産後の不安・不眠・落ち着かないなど	休業（入院加療・自宅療養）、勤務時間の短縮、ストレス・緊張を多く感じる作業の制限、通勤緩和、休憩の配慮　など
合併症等（自由記載）	疾患名に応じた主治医等からの具体的な措置、もしくは上記の症状名等から参照できる措置など

③女性労働者の作業内容や作業環境の確認

　作業内容と作業環境の確認のために、次のような情報を面談で女性労働者から聞き取りましょう。

　「どのような作業であれば当該女性労働者の負担が大きいのか」を評価することは容易ではありませんが、通勤時間を含めて1日の流れや作業の具体的内容を聞き取り、注意すべき作業の例と類似した作業がないかを確認していくとよいでしょう（表2、表3）。

〈表2〉作業内容と作業環境の評価
　　　　に必要な情報

1）通勤
　　（通勤方法、通勤時間、混雑の有無など）
2）勤務時間
　　（定時勤務、シフト勤務、時間外労働がないか、）
3）作業内容
　　（作業姿勢、作業密度、身体的負荷・精神的負荷の有無）
4）作業場所（におい、騒音）
5）休憩の取りやすさ
　　（トイレ、休憩室の有無）
6）周囲の理解
　　（管理監督者・同僚の理解、職場の繁忙状況）

〈表3〉注意すべき作業の例

1）激しい全身運動をともなう作業（スポーツインストラクターなど）
2）筋力を多く使う作業（物品の集配、看護師・保育士・介護職など）
3）長時間の立ち作業（調理員、販売レジ係、工場のライン作業、美容師など）
4）精神的負担の大きい作業（納期や締切りに追われる設計・開発職や編集作業や対人折衝の多い営業職などの精神的負担の大きい作業、長時間の運転業務など）
5）高所作業
6）長時間拘束される作業
7）同一姿勢を強制される作業、繰り返し作業
8）歩行時間の長い作業

④女性労働者の要望とその他の状況の確認

　女性労働者が置かれている環境を理解し、就業措置の判断の参考にするとともに、必要なアドバイスをしましょう。

　家庭では静養できる状況なのか、子供の有無や家庭でのサポートの有無なども確認するとよいでしょう。その他、休日に通院のしやすさなどに問題がある場合は、有給休暇取得以外の方法があり、申出に応じて健康診査を受ける時間の確保が事業者に課せられていることなどを説明することが女性労働者に有用になることもあります。

⑤必要な就業措置の検討

　収集した情報から、職場での身体的負荷・精神的負荷を評価し、必要な就業上の措置を検討しましょう。切迫流産や妊娠高血圧症候群、妊娠糖尿病、胎児が週数に比べ小さい、多胎妊娠などの注意すべき症状等がある場合は時間外勤務や深夜業は原則として不可です。

　作業内容以外にも通勤や休憩に至るまできめ細かい措置を検討するとよいでしょう。母性健康管理の場合、就業上の措置の期間が限定的であること、胎児への影響を考慮し本人の不安があるケースなどにより、実際の就業措置は、通常の就業上の措置と比較し保護的もしくは本人の要望に沿う形で行われることもあります。

　また、症状により就業上の措置が望ましいと思われる状況であっても、妊娠初期であり流産の可能性も低くない状況において、本人が妊娠した事実を管理監督者や同僚に伝えることを躊躇するケースがあります。この場合は、本人に就業上の措置の必要性などについて十分に説明をする、情報を共有する人を限定するなどの工夫が必要になります。

⑥職場側の状況の確認と就業措置に関する意見の提示

　必要な就業上の措置が当該職場で実施可能かを管理監督者に確認し、管理監督者に必要な就業上の措置についての意見とともに、就業上の措置の必要期間の見込みなどの情報を提供しましょう。

　「勤務時間の短縮」の運用で「症状に応じてその都度休憩時間を付与し、1日合計2時間程度までの休憩時間を設ける」といった意見を出す場合は、管理監督者による作業の管理が難しくなることもあり、管理監督者にその必要性を十分に説明をしましょう。当該職場では就

業措置が実施できない場合は、代替できる就業措置の検討もしくは職場異動を検討する必要もあります。

就業措置の見直しの必要性

　妊娠にともなう症状等は、妊娠週数によって変化があるため、母健連絡カードの提出や就業上の措置は頻繁に見直しが必要になります。産業看護職がいる場合は、産業看護職が定期的にフォローし、症状の変化や就業措置の遵守状況などを確認することを検討してもよいでしょう。

コラム ①

●新型コロナウイルス感染症に関する措置
　2019年末から感染拡大した新型コロナウイルス感染症は、妊娠中に感染すると重症化しやすく、妊娠している労働者は職場の作業内容等によって、新型コロナウイルス感染症への感染について不安やストレスを抱える場合があります。こうした方の母性健康管理を適切に図ることができるよう、男女雇用機会均等法に基づく母性健康管理上の措置として、新型コロナウイルス感染症に関する措置が設けられました。具体的には、新型コロナウイルス感染症に関する不安を抱える女性労働者が健康診査を受け、主治医が母健連絡カードの特記事項の欄に指導事項を記載し、女性労働者が必要な措置を事業者に申し出ることになります。特記事項の記入例として、「新型コロナウイルス感染症の感染のおそれの低い作業への転換又は出勤の制限（在宅勤務・休業）の措置を講じること」が示されています。本措置の対象期間は令和2年5月7日～令和5年3月31日（※）です。

（※）新型インフルエンザ等対策特別措置法において新型コロナウイルス感染症を適用対象とする暫定措置の期限を踏まえて設定

（4）症状等別の措置

①つわり

1）症状等

　食欲不振、吐き気、嘔吐などのつわり症状は、特に強いにおいや換気不足、高温多湿、騒音などの作業環境や強い緊張を要する作業、早朝や空腹時などによって悪化しやすいとされています。頻回に嘔吐を繰り返すと、脱水、体重減少など妊娠悪阻へ重症化するので注意が必要です。

2）就業上の措置の検討

　個人差が大きく、症状にも波があるため、症状に合わせた柔軟な対応が望まれます。特に注意すべき作業は、強いにおい・換気不足・高温多湿・騒音などの環境での作業、長時間拘束される作業や強い緊張を要する作業です。症状が重ければ、時間外勤務は原則として不可、交替制勤務は深夜・早朝など症状の悪化しやすい時間帯は制限することを検討します。作業環境によって症状が悪化する場合には、作業制限や一時的な配置換えも必要となります。

　また、ラッシュアワーを避け時差出勤とする、症状に応じてその都度休憩時間を取れるようにする、補食のための時間を認めるなどの対応も必要で、そのためには管理監督者に十分に説明を行い、理解を求める必要があります。

3）その他の留意事項

　一般に妊娠5〜6週の頃から出現し、12週頃には消失していく場合が多いとされています。

②貧血

1）症状等

　妊娠中は胎児への鉄供給や分娩時出血に備えて循環血液量は徐々に増え、妊娠第8、9ヵ月ごろには約1ℓ（非妊娠時の30〜40％）も増加し、一般的に妊娠中は貧血に陥りやすい状態です。そのまま放置すると、子宮内胎児発育遅延や分娩時の出血に対する抵抗力が低下します。

2）就業上の措置の検討

　身体的な負担が大きい作業においては、負担の軽い作業の割合を増

やすか、軽作業に配置換えするなどの措置が考えられます。立ち作業
の場合は、椅子に座って作業ができるように検討します。特に注意す
べき作業は、激しい全身運動をともなう作業、筋力を多く使う作業、
長時間の立ち作業、高所作業などです。時間外勤務や深夜業は原則と
して不可です。

3）その他
　発症時期は、妊娠中期以降が多いです。

コラム②

● 流産について
　医療機関で確認された妊娠の15％前後が流産になります。妊娠12週未
満の早期の流産が8割以上を占めます。この時期の流産の原因で最も多
いのが胎児の染色体等の異常であり、母体の仕事や運動が原因で流産す
ることはほとんどないと言われています。なお、切迫流産とは妊娠22週
未満の流産の一歩手前にある状態です。少量の出血や腹痛を自覚するこ
とがあります。なお、絨毛膜下血腫がある切迫流産では安静が必要です。

③赤ちゃん（胎児）が週数に比べ小さい（子宮内胎児発育遅延など）
1）症状等
　何らかの原因で子宮内の胎児の発育が遅れた状態で、胎児仮死や早
産による低出生体重児の出生率が高くなります。子宮に十分な血流が
届くことが発育促進に重要です。

2）就業上の措置の検討
　身体的な負担が大きい作業においては、負担の軽い作業の割合を増
やすか、軽作業に配置換えするなどの措置が考えられます。立ち作業
の場合は、椅子に座って作業ができるように検討します。特に注意す
べき作業は、激しい全身運動をともなう作業、筋力を多く使う作業、
長時間の立ち作業、高所作業などです。時間外勤務や深夜業は原則と
して不可です。

3）その他
　自覚症状がないため、無理をしないことや指導事項を守るように、
女性労働者に十分説明する必要があります。

④血圧の上昇、蛋白尿（妊娠高血圧症候群）

1）症状等

　　妊娠20週以降（分娩後12週まで）高血圧が見られる場合、または、高血圧に蛋白尿をともなう場合のいずれかで、かつこれらの症状が単なる妊娠の偶発合併症によるものでないものを妊娠高血圧症候群といいます。重篤な合併症を引き起こしやすく、母体死亡や周産期死亡の主な原因とされ、状態によっては妊娠の中断を検討する病態です。適切な医療上の管理が求められ、治療は安静・食事療法（塩分の制限）、降圧薬などの薬物療法です。発症しやすい母体側のリスク因子は、高齢、肥満、高血圧家系、初産婦、多胎妊娠などがあります。

2）就業上の措置の検討

　　必要に応じて30分〜1時間程度横になって休息が取れる措置が望まれます。ストレスや緊張の受け止め方は個人差が大きいので、女性労働者本人の訴えに応じて、精神的負担の大きい作業については措置を検討する必要があります。また、浮腫がある場合は、長時間の座り作業に注意が必要です。特に注意すべき作業は、筋力を多く使う作業、外勤営業などの歩行時間の長い作業、長時間の立ち作業、精神的負担の大きい作業などです。時間外勤務や深夜業は原則として不可です。

3）その他

　　自覚症状がないため、無理をしないことや指導事項を守るように、女性労働者に十分説明する必要があります。

⑤妊娠糖尿病

1）症状等

　　妊娠中に発見または発症した糖代謝異常です。次のような合併症が母体に生じやすくなります（帝王切開率の上昇、妊娠高血圧症候群、流産・早産、羊水過多、感染症の併発）。胎児への合併症として、巨大児、子宮内胎児死亡、新生児低血糖などが挙げられます。

　　妊娠糖尿病と診断されると、血糖値を自己測定し血糖コントロールが行われます。食事療法でコントロールされなければ、インスリン療法となります。運動療法は切迫早産の一因となる可能性があります。

2）就業上の措置の検討

　　血糖の自己測定やインスリンを打つ場所の確保が必要になります。

また、インスリン療法による低血糖の症状が出た場合にすぐに補食できるような環境が必要です。

⑥静脈瘤
1）症状等
　　妊娠による静脈の圧迫やホルモン作用により、下肢などに静脈瘤が発症しやすくなります。下肢のだるさや痛みが自覚され、ときに歩行困難になります。
2）就業上の措置の検討
　　長時間の立ち作業や同一姿勢が強制される作業は、作業時間の制限や、座り作業と組み合わせる・作業内容の変更などを検討する必要があります。また、通常の事務作業であっても、ときどき体を動かしたり、休憩を取ることにより姿勢を変える工夫が必要になります。
3）その他
　　妊娠後期に起こりやすく、妊娠回数を重ねると発症しやすくなります。

⑦痔
1）症状等
　　静脈瘤と同様の理由で妊娠中には痔が悪化することが多いです。
2）就業上の措置の検討
　　症状が著しい場合には、立ち作業の時間の制限や同一姿勢が強制される作業の制限などを検討する必要があります。休憩時には横になって休めるような配慮を行うことも必要です。

⑧腰痛症
1）症状等
　　妊娠中は子宮重量の増加による体重の増加やホルモンの作用により腰痛が発症しやすくなっています。
2）就業上の措置の検討
　　特に注意すべき作業は、長時間の立ち作業や同一姿勢・前かがみが強制される作業、重量物を取り扱う作業です。勤務時間中に5分程度横になって休憩できるようにする配慮も効果的です。

⑨手や手首の痛み（腱鞘炎）
1）症状等
　　ホルモンも影響して妊娠期から産後まで腱鞘炎（ドゥ・ケルバン病、ばね指、手根管症候群）が発生しやすくなっています。
2）就業上の措置の検討
　　特に注意すべき作業は、痛みのある関節を繰り返し使うなど負荷のかかる作業です。

⑩頻尿、排尿時痛、残尿感（膀胱炎）
1）症状等
　　妊娠中は膀胱に雑菌が侵入しやすく、非妊娠時に比べて膀胱炎になりやすい状態です。
2）就業上の措置の検討
　　症状が著しい場合には負担の大きい作業、長時間拘束される作業、寒い場所での作業を制限する必要があります。

⑪多胎妊娠
1）症状等
　　多胎妊娠では流早産を起こしやすく、妊娠高血圧症候群、羊水過多症、前期破水、胎盤早期剥離などをともないやすくなります。また子宮内胎児発育遅延や低出生体重児の頻度が高いため、労働負担の軽減が必要です。
2）就業上の措置の検討
　　妊娠26週以降の頃より、状況に応じて身体的・精神的負担の大きい作業においては、負担の軽い作業への変更を検討します。立ち作業の場合は、椅子に座って作業ができるように検討します。特に注意すべき作業は、激しい全身運動をともなう作業、筋力を多く使う作業、長時間の立ち作業、高所作業などです。時間外勤務や深夜業は原則として不可です。勤務時間を短縮する場合は、安静時間を確保し、遅い出勤の許可、昼食休憩の延長、早退の許可などにより行います。

⑫産後体調が悪い

1）症状等

　　子宮が元の大きさに収縮しない、悪露が滞留し感染を起こしやすい
状態が続く、体力が戻らず疲れやすい、妊娠高血圧症候群による血圧
上昇・蛋白尿が出産後も続くなど、産後の負担が不良な状態であり、
労働負担の軽減が必要な状況です。子宮復古不全では疲れやすい、背
部痛、下腹部痛、出血持続など、悪露滞留では発熱や分泌物の色・に
おいの変化など、妊娠高血圧症候群後遺症では頭痛などの症状があり
ます。

2）就業上の措置の検討

　　身体的な負担が大きい作業においては、負担の軽い作業の割合を増
やすか、軽作業に配置換えするなどの措置が考えられます。立ち作業
の場合は、椅子に座って作業ができるように検討します。特に注意す
べき作業は、激しい全身運動をともなう作業、筋力を多く使う作業、
長時間の立ち作業、高所作業などです。時間外勤務や深夜業は原則と
して不可です。

3）その他

　　子宮復古は、授乳あるいは搾乳により促進されるので、できるだけ
十分な授乳もしくは搾乳時間を与えることが望ましいです。

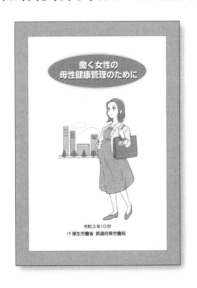

（5）母性健康管理に関する法令

①労働基準法

法第64条の3　（妊産婦等の危険有害業務の就業制限）

　妊産婦等を妊娠、出産、哺育等に有害な業務に就かせることはできません。

法第65条第1項および第2項　（産前・産後休業）

　産前6週間（多胎妊娠の場合は14週間）＜いずれも女性が請求した場合に限ります。＞

　産後は8週間女性を就業させることはできません（ただし、産後6週間を経過後に、女性本人が請求し、医師が支障ないと認めた業務については、就業させることは差し支えありません）。

法第65条第3項　（妊婦の軽易業務転換）

　妊娠中の女性が請求した場合には、他の軽易な業務に転換させなければなりません。

法第66条第1項　（妊産婦に対する変形労働時間制の適用制限）

　変形労働時間制がとられる場合であっても、妊産婦が請求した場合には、1日および1週間の法定労働時間を超えて労働させることはできません。

法第66条第2項および第3項
（妊産婦の時間外労働、休日労働、深夜業の制限）

　妊産婦が請求した場合には、時間外労働、休日労働、または深夜業をさせることはできません。

法第67条（育児時間）

　生後満1年に達しない生児を育てる女性は、1日2回各々少なくとも30分の育児時間を請求することができます。

②男女雇用機会均等法

法第9条　（妊娠・出産等を理由とする不利益取扱いの禁止）

　事業主は、女性労働者が妊娠・出産・産前産後休業の取得、妊娠中の時差通勤など男女雇用機会均等法による母性健康管理措置や深夜業免除など労働基準法による母性保護措置を受けたことなどを理由として、解雇その他不利益取扱いをしてはなりません。

法第12条　（保健指導又は健康診査を受けるための時間の確保）
　事業主は、女性労働者が妊産婦のための保健指導または健康診査を
受診するために必要な時間を確保することができるようにしなければ
なりません。

※健康診査等を受診するために確保しなければならない回数
　○妊娠中
　　妊娠23週までは４週間に１回
　　妊娠24週から35週までは２週間に１回
　　妊娠36週以後出産までは１週間に１回
　○産後（出産後１年以内）
　　医師等の指示に従って必要な時間を確保する

法第13条　（指導事項を守ることができるようにするための措置）
　妊娠中および出産後の女性労働者が、健康診査等を受け、医師等か
ら指導を受けた場合は、その女性労働者が受けた指導を守ることがで
きるようにするために、事業主は勤務時間の変更、勤務の軽減等必要
な措置を講じなければなりません。

※指導事項を守ることができるようにするための措置
　○妊娠中の通勤緩和（時差通勤、勤務時間の短縮等の措置）
　○妊娠中の休憩に関する措置
　　（休憩時間の延長、休憩回数の増加等の措置）
　○妊娠中または出産後の症状等に対応する措置
　　（作業の制限、休業等の措置）

6　治療と仕事の両立支援

　何らかの疾病に罹患し継続的な医療機関受診と仕事の両立を支援するときに検討すべき対応事項

- ・超高齢社会となり疾病に罹患した労働者が増加している現状があります。また、早期診断技術の進歩、低侵襲治療の広がりから疾病に罹患したとしても仕事をしたいと思う労働者が増えてきています。
- ・働き方改革の重要なテーマのうちの1つであることから、平成28年に厚生労働省から「事業場における治療と職業生活の両立支援のためのガイドライン」（以下、ガイドライン）が公表されました。
- ・ガイドラインでは、本人が職場と共同し作成した**勤務情報提供書**（P.145）を作成し、作成した勤務情報提供書を主治医に渡し、主治医から勤務情報提供書をもとに作成された職場内で必要な配慮情報の記載されている意見書を得て、本人と面談を行い必要な配慮を検討する流れとなっています。情報が足りない場合には本人の同意を得たうえで主治医から追加の情報を得ることが必要です。なお、通常診断書とは医学的な情報のみが記載されているものであり、意見書とは仕事上の配慮の要否等が記載されているもので、平成30年に、病院で算定できる療養・就労両立支援指導料が設定されたときに明確に区別されることになりました。
- ・がんを例にすると、仕事を持ちながら通院している人の数は、32.5万人に上っています。毎年、20歳から64歳までの約22万人ががんに罹患し、全がんの5年生存率が68.9%といわれており、以前に比べがんと診断された人が働く機会は多くなってきています。一方、がんに罹患した労働者の30%強が離職しています。厚生労働省も「がん対策推進基本計画（第2期：平成24〜28年度）」[1]で、がん患者の就労を含めた社会的問題を取り組むべき課題として採り上げており、トータルペインのうち社会的苦痛の解決が重要テーマとされ、第3期（平成29〜34年度）の「がんとの共生」というパートにその概念は引き継がれており、医療機関でも取り組みが徐々に広がりを見せています。

勤務情報を主治医に提供する際の様式例

（主治医所属・氏名）　先生

今後の就業継続の可否、業務の内容について職場で配慮したほうがよいことなどについて、先生にご意見をいただくための従業員の勤務に関する情報です。

どうぞよろしくお願い申し上げます。

従業員氏名		生年月日	年　　　月　　　日
住所			

職　　種	※事務職、自動車の運転手、建設作業員など		
職務内容	（作業場所・作業内容） □体を使う作業（重作業）　□体を使う作業（軽作業）　□長時間立位 □暑熱場所での作業　□寒冷場所での作業　□高所作業 □車の運転　□機械の運転・操作　□対人業務 □遠隔地出張（国内）　□海外出張　□単身赴任		
勤務形態	□常昼勤務　□二交替勤務　□三交替勤務　□その他（　　　　　　）		
勤務時間	＿＿時＿＿分　～＿＿時＿＿分（休憩＿＿時間。週＿＿日間。） （時間外・休日労働の状況：　　　　　　　　　　　　　　　　　） （国内・海外出張の状況：　　　　　　　　　　　　　　　　　　）		
通勤方法 通勤時間	□徒歩　□公共交通機関（着座可能）　□公共交通機関（着座不可能） □自動車　□その他（　　　　　　） 通勤時間：（　　　　　　　　　　）分		
休業可能期間	＿＿年＿＿月＿＿日まで（＿＿＿＿日間）（給与支給　□有り　□無し　傷病手当金●%）		
有給休暇日数	残＿＿＿＿日間		
その他 特記事項			
利用可能な 制度	□時間単位の年次有給休暇　□傷病休暇・病気休暇　□時差出勤制度 □短時間勤務制度　□在宅勤務（テレワーク）　□試し出勤制度 □その他（　　　　　　　　　）		

上記内容を確認しました。

　　令和　　　年　　　月　　　日　　　（本人署名）＿＿＿＿＿＿＿＿＿＿＿＿＿＿＿＿＿＿＿

　　令和　　　年　　　月　　　日　　　（会社名）＿＿＿＿＿＿＿＿＿＿＿＿＿＿＿＿＿＿＿＿

出典：厚生労働省「事業場における治療と仕事の両立支援のためのガイドライン」

6

治療と仕事の両立支援

145

（1）治療と仕事の両立支援のフロー図

治療と仕事の両立支援は、以下のフローに従って実施します。

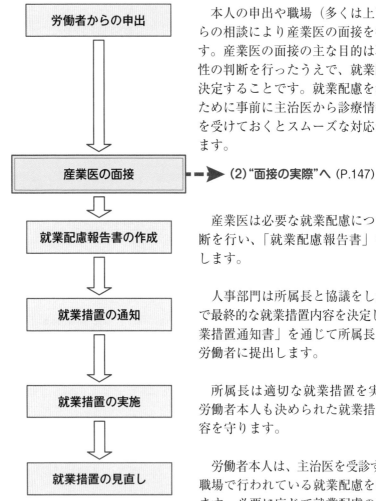

本人の申出や職場（多くは上司）からの相談により産業医の面接を行います。産業医の面接の主な目的は職務適性の判断を行ったうえで、就業配慮を決定することです。就業配慮を決めるために事前に主治医から診療情報提供を受けておくとスムーズな対応ができます。

(2)"面接の実際"へ（P.147）

産業医は必要な就業配慮について判断を行い、「就業配慮報告書」を作成します。

人事部門は所属長と協議をしたうえで最終的な就業措置内容を決定し、「就業措置通知書」を通じて所属長と当該労働者に提出します。

所属長は適切な就業措置を実施し、労働者本人も決められた就業措置の内容を守ります。

労働者本人は、主治医を受診する際、職場で行われている就業配慮を報告します。必要に応じて就業配慮の再検討を行います。

（2）面接の実際

　疾病に罹患した労働者が産業医との面接を受ける場面の多くは、治療を受けるため休業・休職等の制度を利用し仕事を休んだ後に職場復帰するときです。その場合には治療・定期検査を受けやすくするために就業配慮を検討することになります。面接の目的は主に3種類あります。

【安全配慮上の判断】
　事業者が講ずべき安全配慮について検討する必要があります。就業配慮を依頼する場合は、面接後の就業配慮報告書を人事等の部署に提出する必要があります。配慮を得るに当たり、一定の個人情報の共有が必要となります。

【合理的配慮の実施】
　疾病罹患後は何らかの働きにくさを持って戻ってくるケースがあります。たとえば「疲労があるので長い時間集中できない」といった場合です。現在の職務設計の多くは健常者中心となっているため、何らかの困難を持った労働者には適していない場合があります。こういった場合、本人の申出に基づいて環境を整備することで働きやすくなることがあります。このような「本人の申出に基づく仕組みや環境改善」を合理的配慮といいます。合理的配慮は申出がベースになることから安全配慮と同様に一定の個人情報の共有が必要となります。
※筆者注）合理的配慮について：合理的配慮はもともとすべての疾患に対して対応を行う概念として広がっていました。しかし、平成28年に障害者基本法等による法整備がなされました。障害者基本法の対象は、「障害者　身体障害、知的障害、精神障害（発達障害を含む。）その他の心身の機能の障害がある者」（第2条）とされ、これらの者に対しては合理的配慮が義務付けられることになりまし

た。したがって、「合理的配慮」が法的用語となったため、両立支援において合理的配慮という用語が使いにくくなりました。国際的に使用されているReasonable accommodationという用語を用いるかどうか検討しましたが、状況を矮小化する可能性があるので本書では広義の合理的配慮としてそのまま取り扱うこととしました。

【健康相談】
　労働者本人が一般的な健康相談として個別に面接を希望する場合もあります（労働安全衛生法第13条の3）。最近は治療技術の進歩から入院期間が短縮傾向にあり有給休暇のみを使って治療しているケースも多く、職場や人事等が把握しきれていないケースも時々発生しています。健康相談が目的の場合、原則的に健康に関わる個人情報は他者に開示できません（本人が同意した場合を除く）。

　もちろん、すべての文脈が重なった面接を同時に行うことがありますし、面接の途中で目的が変わることもあります。本節「治療と仕事の両立支援」では【安全配慮上の判断】を目的とした面接を中心に解説します。

①主治医からの診療情報提供の確認

診断書：経過観察・再検査・精密検査・入院加療など医学的な情報をベースに記載される。休職期間なども記載されるもの。一般的に、休職時、職場復帰時にその根拠として使用され、休職届および復職届とともに労働者から提出される。（例：肺がん、入院加療のため3ヵ月の休養を要す）
意見書：就業する上での注意点が記載されているもの。主治医からの記載なので、多くの場合が過度な就業上制限すべき内容（短時間勤務、軽作業など）の記載になりがちである。

主治医—産業医間で取り交わされる文書には、機微な問題（がんのステージや予後など）が含まれている可能性があります。主治医から診療情報をもらう際は、ａ．休職発令に必要な場合（いわゆる**診断書**）、ｂ．就業配慮が必要な場合（**意見書**）、などがありますが、ａとｂを兼ねた文書では、意図せず人事等に個人健康情報が伝わってしまう可能性があります（ガイドラインでも就業上の意見と診断書を兼用する書式が紹介されているため注意が必要です）。

職場が個人情報を収集する際には**目的の提示、周知の範囲、本人同意の３つの確認**が必要になります。一般的には産業医にとって必要な情報は意見書の情報ですので、文書を本人に出すよう請求するときに、目的として「就業配慮を行うために」、周知の範囲として「産業医、上司、人事に」、情報提供することについて説明し「**本人同意**」をもらうという流れになります。

この際、主治医から意見書を収集するにあたり、**勤務情報提供書**（P. 145）を事前に収集することが必要です。勤務情報提供書は職種、職務内容、勤務形態、通勤方法／時間、休業可能期間／有休残日数、その他／特記事項、利用可能な制度について主治医に情報提供することで、よりその労働者にあった主治医の意見書をもらうことが可能になります。令和２年度の診療報酬改定で医療機関側に実装されました。この枠組みで意見書を発行した場合、意見書の発行手数料は800点（8,000円）の３割負担なので2,400円となり、一般的な診断書発行手数料である3,500円程度よりも安価になり労働者にとってもメリットがあります。

②疾病に罹患した労働者の自覚症状等の確認

1）復職の意思の確認

原則的には本人の復職したい気持ちが高まってから復職とします。家族や職場からのプレッシャーがかかったことによって、本人の意図しない復職となるケースもあります。なお、休職期間満了が近いなどの雇用が危ぶまれているケースはこの限りではありません[2]。産業医は事業者と労働者の間で独立していることが必要です。雇用問題は本来的には労使間で解決されるものなので、事業者の言いなりになって労働者が不利になる意見を述べることにより雇用が損なわれるようなことは避けたほうがよいでしょう。

「診療情報提供依頼書」の雛形

年　　月　　日

診療情報提供のお願い

病院
クリニック　　　先生　御机下

○○株式会社

産業医　　　　　印

Tel：ooo-xxx-oooo

日頃より弊社の健康管理活動にご理解ご協力をいただき感謝申し上げます。

この度は、下記の弊社従業員本人同意のもとに、下記の情報提供依頼事項について任意書式の文書により情報提供およびご意見を頂戴できればと存じます。

なお、いただいた情報は、本人の職場における健康・作業管理および適正配置の参考目的のにみに使用され、プライバシーには十分配慮しながら管理いたします。

ご多忙のところ誠に恐縮ですが、ご教示賜りますよう何卒よろしくお願い申し上げます。

1．従業員

氏名		性別
	（生年月日　　年　　月　　日　　年齢　　歳）	男・女

2．勤務状況について

職　種	
勤務形態	□常時日勤　　□深夜勤務　　□交代勤務　　その他（　　　　　）
作業負担	身体負担（軽・中・重）　　　　心理負担（軽・中・重）
有害作業	□なし　　□あり（　　　　　　　　　　　　　）
作業内容	

3．情報提供依頼事項

（1）治療経過

（2）現在の状況（業務に影響を与える可能性のある症状や薬剤の副作用も含む）

（3）就業上の配慮に関するご意見（症状の悪化や再発・再燃防止のための注意事項等）

4．本人記入欄

私は、診療情報提供書の作成と当社産業医への開示について同意します。

年　　月　　日　　氏名　　　　　　印

出典：医師のための就業判定支援NAVI（P.172参照）

2）自覚症状・身体機能をしっかり確認しましょう

　主治医の意見書の内容をもとに、自覚症状が悪化しないよう就業配慮の判断をすることが重要です。通勤時や作業時の症状の出現やその程度、作業に支障が出ているかなどを確認するとよいでしょう。また、労働災害などを引き起こす症状にも着目が必要で、特に失神を引き起こす不整脈やてんかんの有無の確認は重要になります。

　主治医の意見書に記載されていない項目以外の症状の有無も確認するとよいでしょう。評価すべきポイントがわからない方は、身体機能の評価すべきポイントとしてPalmerは表1（P. 153）の21項目を挙げています[3]ので参考にしてもいいでしょう（「(4) 症状等別の配慮」（P. 159）に類似記載あり）。

3）治療内容を確認しましょう

　治療によっては副作用の出るものも多くあります。2）の症状を聞くときに治療によって出てきがちな症状（例：乳がんホルモン療法のホットフラッシュなど）が出ていないかを聞いておくことも重要です。

4）治療計画を確認しましょう

　一般的に疾病が一定程度落ち着いたとしても定期的な医療機関受診が必要となります。たとえば、がんは少なくとも5年間は定期的に検査を行うことになります。業務の都合をつけてしっかり受診できるように調整が必要です。

③疾病に罹患した労働者の作業内容や作業環境の確認

作業内容と作業環境の確認のために、次のような情報を面接で労働者や上司から聞き取りましょう

　どのような作業であれば、当該労働者の負担が大きいのかを評価することは容易ではありません。作業内容や作業環境は、たとえば「工場勤務ライン作業」程度の情報を聞き出してもあまり役に立ちません。それ以上に作業のことを知りたい場合には、アメリカ労働省が示している身体的要求因子（表2）と環境的要求因子（表3）が1つの参考になります[5]。これを用いれば、先の「工場勤務ライン作業」はたとえば「工場勤務で身体的要求因子としては重量物作業（1）がある。前かがみ作業（4）は1時間当たり10回程度発生、引き金付工具作業があり、指先でねじをねじ穴に入れる作業は精密性が問われる（8）。

ライン作業なので立体的に構造を確認できないと労働災害に関わる。環境的要求因子は騒音（4）があるが第1管理区分、振動工具（5）は防振手袋を使用している」くらいまで聞くことができます。職場の上司から聴取することもあります。これ以外に、必要な情報にもかかわらず忘れがちなのが、**勤務時間、交代勤務の有無、通勤時間・方法、休憩の取りやすさ**です。通勤中の身体的負担や仕事を抜け出しやすい環境かどうかに関しても可能性を検討しましょう。

④疾病に罹患した労働者の要望とその他の状況の確認
　配慮は本人の同意のもとに行われることが原則です

　就業配慮事項は作業と本人の健康状態をもとに医学的な判断をすることになりますが、その際、本人の意向を聞いておくことも重要です。よかれと思っても、「この症状があるからこの作業は大変なはず」という会社や産業医による決めつけは当該労働者の仕事に関するモチベーションを損ねる可能性があります。また、決めつけで就業配慮をすると、その際産業医が作成した就業配慮依頼書が人事や上司などに回ることにより、本人の意図しない健康情報の漏えいにつながり、大きなトラブルとなり得ます。

　一方で、難しいことに、どう考えても普通に働けない状態の労働者が「大丈夫」と言い切るケースもあります。前述した通り、産業医は事業者と労働者の間で独立していることが必要になります。したがって、本人の発言だけでは医学的に明らかに安全が担保できないと判断されるような場合には、事業者の安全配慮義務が履行されるように調整することが必要になります。その際、客観的な意見を主治医に求め、そのうえで産業医としての判断を行うようにしましょう。明らかに就業することが適切でないと客観的に判断されるケースの例としては、①**検査データ等で入院が必要なほどの重篤な状況**、②**日常生活でさえも支障を起こしている状況**、といった場合などが該当となります。

　また、仕事以外の家庭の状況を聞いておくことも必要です。小さい子どもがいたり、家事の負担があったりすることはよくあります。産業医は仕事のこと以外にも、場合によっては家族に介入しないとうまくいかないケースも存在します。産業医が家族に接する場合には、本人の同意を得ることが前提です。

〈表1〉 Functional assessment（身体機能評価）

1．一般状態 / 2．機動性 / 3．関節の可動性 / 4．姿勢 /   5．筋委縮・麻痺 / 6．器用さ / 7．強調運動 / 8．バランス   9．心肺機能 / 10．意識消失への対応 / 11．感覚器の評価（視覚、聴力）   12．コミュニケーション能力 / 13．大脳機能 / 14．心理的状況   15．モチベーション / 16．治療による副作用 / 17．治療計画   18．予後 / 19．特有のニーズ（頻繁な休憩など）   20．補助器具（車いすなど）/ 21．第三者への危険

参考文献[3]を改変

〈表2〉 身体的要求因子

1．筋力の強さ、重量物作業   2．階段・梯子などをのぼる動作   3．バランス感覚   4．前かがみ動作・膝を曲げる動作   5．四つん這い動作   6．手を伸ばす動作   7．ハンドルを回す動作   8．指先動作   9．感覚を研ぎ澄ます   10．人と話をする   11．聞き取り   12．味わう／においを嗅ぐ   13．視覚（近遠点・立体覚・調節   　　力・色覚・視野）

参考資料[4]を改変

〈表3〉 環境的要求因子

1．天気（雨風などにさらされる）   2．寒さ／暑さ   3．湿度   4．騒音   5．振動   6．高気圧・低気圧   7．電気ショック   8．高所作業   9．放射線   10．爆発   11．化学物質使用・中毒   12．その他

参考資料[4]を改変

⑤必要な就業配慮の検討

　就業上の配慮の検討は健康情報と仕事（作業内容）のマッチングです。収集した情報から、職場での身体的・精神的負担を評価し、必要な就業上の配慮を検討します

　基本的には休職前の元職に戻ることを前提として判断を行います。同じ作業でも個々の適性・能力・素養・ストレス耐性などにより身体的・精神的負担は異なります。仕事の要求度で判断した平均的な作業負担を、個人レベルの負担に変換していく作業です。平均的な作業負

担の判断から、労働者本人とフィットしているかというところまで落とし込む必要があります。

　ここで、判断するときにふたつの視点が必要になります。ひとつは「**仕事をすることで病勢に大きな影響が出ないか（類型1）**」という視点です。これは、労働安全衛生規則第61条に記載されており、**病者の就業禁止**という概念です。仕事をすることで健康影響が出ないか、ということを検討するときに重要なことは主治医と綿密にコミュニケーションをとることです。例えば、腰椎に転移がある、という情報があった場合、その程度によっては腰椎に負担がかかるような仕事には大きな制限が必要になります。その情報を患者はあまり持っていません。また、産業医の実務の場面においては検査機器などがなく、基本的には聞き取りで類推することしかできないため、正確な評価ができないという問題があります。したがって、就業上問題のありそうな症状や状況があると判断されたときには、主治医に積極的に職場情報を提供し主治医からも必要な情報を得るように良い関係を築いて対応しましょう。

　もうひとつの視点は「**労働災害等の防止**」になります。てんかんや不整脈のような意識や注意力が損なわれるような状態がある場合、重大な労働災害を引き起こすことが懸念されます。例えば、クレーン運転などは状況によっては本人・同僚・公衆を巻き込むような大きな問題になりえます。

　上記のような安全配慮に基づいた対応を検討する以外に、合理的配慮という観点でも配慮が必要です。合理的配慮とは前述の通り、「本人の申出に基づき、仕組みや環境を改善する」取組みです。一見すると普通の仕事ができそうな状況であっても、疲労や集中力の低下、暑さ・寒さなど、他の人にはたいしたことがなくても疾病に罹患した労働者にとっては働きにくい、ということがよくあります。合理的配慮は、本人が申し出た場合において、事業者が他者との公平性を損なわない範囲で解決することが求められているものです。つまり、「合理的な」範囲での対応となります。「合理的」とは事業に大きな影響が及ばない範囲とされています。たとえば、大企業の場合は大腸がんの手術後のストーマケアに対応したトイレがなければトイレの改修が求められますが、従業員規模が極端に少なく改修費用の工面ができないような企業ではそこまでの対応が求められない、ということになりま

す。このような場合には、改修ではなくトイレの占有時間を工夫するなど、その企業で対応可能な範囲内で場の改善を行うことになります。

⑥職場側の状況の確認と「実現可能な」就業配慮に関する意見の提示

　必要な就業上の配慮が当該職場で実施可能かどうかを上司に確認し、上司に必要な就業上の配慮についての意見とともに、就業上の配慮の必要期間の見込みなどの情報を提供しましょう。就業配慮は通常、就業規則の範囲内で意見を述べます。就業規則を逸脱する場合には職場の上司のみならず、人事にも相談したほうがよいでしょう（制度がない企業で短時間勤務を運用するケースが多い）。

　当該職場で就業配慮が実施できない場合は、代替できる就業配慮の検討もしくは職場異動を検討する必要もあります。

就業配慮の見直しの必要性

　結果として永続的な就業配慮になることはよくあることですが、就業配慮は期間を区切って出したほうがよいことが多いです。たとえば、「夜勤を永久に禁止」という就業配慮依頼が産業医から事業者に出されたら、「本当に働ける状態だろうか…」という反応が出ることは当然です。3ヵ月程度をMAXとして、期限を区切った就業配慮を出したほうがうまくいくことが多いです。

（3）啓発活動の重要性と産業医の役割

　疾病に罹患した労働者を支援しようという動きは最近始まったばかりで、事業場によってはまだまだそのような風土・意識の育っていないところも多くあります。よって、産業医の立ち回りや同僚・上司・人事などのサポート力の向上、普段からの職場の風土づくりが重要になります。厚生労働科学研究「働くがん患者と家族に向けた包括的就業支援システムの構築に関する研究（通称：がんと就労）」では、職場のさまざまな立場の人たちがどのような役割を持ち対応していくと適切なサポートにつながるかという観点から、職場向けのマニュアル「企業のための『がん就労者』支援マニュアル」[5] を作成しています。

　本マニュアルはがんに罹患した労働者をサポートするために作成されたものですが、他の疾患でも利用可能です。職場のほんの少しの配慮で働けるというケースはよくありますが、当事者が誰であるかを明確にしておかないと対応がなされずに問題が放置されることが時々発生します。職場内の衛生管理者等と連携して仕組みを作っておくことで、ａ．社内で患者が発生したときには対応が必要であることの周知、ｂ．産業医を含んだ関係者の役割の明確化に役立ちます。

　産業医の役割として、産業医専門職の意識調査をもとにした、「『がんと就労』嘱託産業医向けガイドブック」[6]が存在します。厚生労働省の「心の健康問題により休業した労働者の職場復帰支援の手引き」を参考に5ステップの中で産業医がどのような役割を担うかという観点で解説しています。このガイドブックを見ながらであれば大きく対応の手順を外さないでしょう。表4にサマリー（要約）を添付します。☆が多いほど優先順位が高いと挙げられた項目です。こちらも同様にがん以外の疾患でも利用可能なように構成されています。

　これらのことを参考に、それぞれの役割を明確にする一覧表を作っておくことで、漏れなく本人を支援していくことが可能となります。一例を表5に示します。

〈表4〉「がんと就労」嘱託産業医向けガイドブック・サマリー

復職ステップ	ガイドブックの内容	☆の数
第1ステップ 病気休業開始および休業中の対応について	産業保健職等に相談できる体制を整える。 ・休職前から ・休職中に	☆☆ ☆☆☆
	産業保健職に休職したという情報が入ってくる仕組みを整える。	☆☆☆
	作業内容や会社内の諸制度（休職可能期間や就業時間など）を主治医に伝える。→（様式1、2）	☆
	産業保健職もしくは職場の上司が、会社を休んでいる時期にも定期的に労働者の健康状態に関する情報を得る。	☆
第2ステップ 主治医による職場復帰可否の判断時の対応について	以下の情報を主治医から得る。 　①「就業可」であること 　②「具体的な病名」 　③「手術や放射線・化学療法による障害」 　④「治療スケジュール」 　⑤「生命予後」	☆☆☆ ☆☆☆ ☆☆☆ ☆☆☆ ☆
	主治医からの情報は「文書」でもらう。	☆☆

復職ステップ	ガイドブックの内容	☆の数
第3ステップ 職場復帰の可否の判断および職場復帰支援プランの作成時の対応について	就業可否の判断において本人との面談は必要である。 その際に、以下を確認する。 　①復職に対する気持ち 　②治療（がん・手術・抗がん剤）などによる障害 　③倦怠感・集中力の低下・疲労感 　④メンタルヘルス不調合併の有無	☆☆☆ ☆☆☆ ☆☆☆ ☆☆☆ ☆☆☆
	復職の判断をする際に主治医の意見は重要であり、以下を確認する。 　①「病名」の告知状況 　②今後の「治療計画（入院期間、その後の補助療法等)」 　③「予後」の告知状況	☆☆☆ ☆☆☆ ☆☆☆ ☆☆
	診断書のみでは情報が足りないことがあるので、その際は他の手段（診療情報提供書や電話等）を用いて情報を得る。	☆☆
	就業配慮事項を検討する際、以下を行う。 　①本人の希望を尊重する。 　②作業に伴う病状悪化リスクや周囲を巻き込む事故の可能性の有無を考慮する。 　③就業能力を確認するため、労働者の実際の職場でシミュレーションを行い、就業能力を判定することや、いわゆる「仮出勤・出社（リハビリ出勤、試し出勤など)」を行います。 　④周囲の受け入れの意向や職場の不満・モラルへの影響に配慮する。	 ☆☆ ☆☆☆ ☆ ☆☆☆
	産業保健スタッフが上司や職場への支援（情報提供など）を行う。	☆☆☆
第4ステップ 最終的な職場復帰の決定時の対応について	復職判定委員会等の会合を行う。	☆
第5ステップ 職場復帰後のフォローアップ時の対応について	主治医に復職後の状況を伝える。→（様式3）	☆☆
	定期検査・受診できる環境を整える。	☆☆☆
	産業保健職が定期的に治療状況・受診状況・健康状況などを確認する。	☆☆☆
	職場復帰後の支援の手順をルール化および文書化する。	☆

参考資料[6]を改変

6

治療と仕事の両立支援

〈表5〉 役割分担表の例

	内　　容	担当者			本人
		同僚・衛生管理者	人事労務	産業保健スタッフ	
第1ステップ	休職の診断書を提出・受領	□	—	—	□
	休職手続き等で必要な処理を行い、必要に応じて資料を渡す	—	□	—	□
	職場の引継ぎ・業務調整を行う	□	—	—	—
	必要に応じて同僚の支援を行う	□	—	—	—
	定期的に連絡を取る	□	—	—	□
	必要に応じて主治医と連絡を取る	—	—	□	□
第2ステップ	就業不能期間が途切れないように診断書を提出する・受領する	□	—	—	□
	定期的に連絡を取る	□	—	—	□
	必要に応じて面談日時を設定する	□	—	□	□
第3ステップ	就業可否のための面談を行う	□	—	□	□
	主治医の意見を確認する	—	—	□	—
	就業配慮内容について検討する	—	□	□	—
	職場内の調整を行う	□	□	—	—
第4ステップ	復職可否や復職日を決定する	□	□	—	□
	本人へ復職日を通知する	□	—	—	—
	必要に応じて主治医へ連絡する	—	—	□	—
第5ステップ	業務・勤怠が順調か確認する	□	□	—	—
	同僚への影響について考慮する	□	—	—	—
	定期的に治療状況・就業状況を確認する	□	—	□	□

※履行された項目には□を☑にする

（4）症状等別の配慮

　"疾病に罹患した労働者"といっても、疾病の数は無数にあるのですべての疾病を解説することはできません。今回は比較的多い疾病であることを踏まえて、がん・脳卒中についての症状別の配慮について解説します。

①がんについて

　他の疾病に比してがんの場合の特異性は、ａ．各がんのステージで生命予後が確率で推定できる、ｂ．病名や予後を本人に告知していない可能性、ｃ．職場が再発を恐れるあまり大事な仕事を任せなくなる、ｄ．最低５年間定期的な外来受診・治療が必要になる、ｅ．本人の「他の人に知られたくない」という気持ちが強い、ｆ．漠然とした不安感を抱えてしまう、ｇ．予後が悪い場合徐々に業務遂行能力が損なわれていく、といったことがあります。がんという病気は一般的に診断→手術→後療法（化学療法や放射線療法）→外来フォローという手順を踏んでいきますので、治療時の体力の低下にともなう症状や心理的な反応はすべてのがんに共通するものがあります。一方でがんの種類によって、それぞれの臓器ごとの特性や治療にともなう副作用および治療の合併症などに差異があり、多彩な症状が発生します。本稿では、すべてのがんに通じるもの、代表的ながんの種類ごと（乳がん・子宮がん・卵巣がん・肺がん・胃がん・大腸がん）のもの、に分けて解説していきます。

１）すべてのがんに通じるもの
　（１）発生しやすい症状
　　　Charles[7]らはがんと診断された場合に発生しやすい症状を527人の患者から聴取しています。そこで示されたものとして、疲労（59%）、何も成し遂げることができない（51%）、弱っている（50%）、心配（43%）、苦痛（42%）、嗜眠（41%）、うとうとする（41%）、食欲の欠如（41%）、ドライマウス（37%）、神経質（34%）、過敏・怒りっぽい（33%）、悲しみ（32%）、痛み（34%）、気が沈む（33%）、便秘（32%）、記憶力の低下（30%）、ひりひりする・しびれる（29%）、呼吸減弱（29%）、注意力の低下（23%）などが挙げられています。

　　これらの症状は直接のがんによる臓器障害でないことが多いため、本人も面接の中で申し出ることが少なく、産業医も見落としがちです。比較的仕事の面で問題になりやすい症状は「注意力の低下」です。短時間しか注意力が持たず、ヒヤリハットやインシデントなどを起こすことがあります。本人が気をつけるのみならず、周囲の気配り、適宜休憩を取ることができるような就業配慮が必要になることがあります。

（2）心理的症状

　　がんと診断された労働者は大きなストレスを抱え、否認、怒り、不安など、さまざまな心理的状況に置かれます。人によっては適応障害やうつなどのメンタルヘルス不調を併発することもあります。多くの場合、一時的に気分の落ち込みがあっても回復していきます。誰かに話を聞いてもらうことで症状が軽くなることが多いので、その際、産業医が共感的に話を聞くことも少なくありません。直接相談を受けるのみならず、誰か適切な相談相手を一緒に考えることもあります。相談先の候補としては、職場の同僚・上司、家族、友人、担当医、担当看護師などです。

（3）通院時間の確保

　　がんの種類によっては頻繁な通院を必要とするものがあります。たとえば、乳がんの放射線治療を1ヵ月程度、毎日5分程度受診せざるを得ないケースもあります。本人の希望により休むことも多いのですが、治療を受けながら仕事をしたい人もいます。就業能力が回復している場合にはフレックスタイム制度、年次有給休暇の時間単位付与、短時間勤務など企業ごとに備えた制度を用いることによって休まざるを得ない時期を回避することができます。

（4）就業上の配慮の検討

　　個人差が大きく、症状に合わせた柔軟な対応が望まれます。前述のように、きちんと症状を聞き出すことが何よりも重要です。

　　臓器ごとのがんに特有の症状でないため、職場に理解が得られにくいことが時々あります。上司・職場の同僚にしっかり説明をすることが望まれます。

2）乳がんに特有のもの（表6）
　（1）症状等
　　●上肢障害：切除範囲が広範であるほど治療側の腕が上がらない、腕を回せない、皮膚が引きつられるなどの症状が発生しやすくなります。術後1週間くらいから徐々に可動域を増やしていくことが多いです。
　　●放射線障害：放射線酔いによる気分不良は乳がんの際に出現しやすい症状です。放射線皮膚炎は難治性になりがちですので、症状に気づいたらすぐに主治医受診が必要です。
　　●ホットフラッシュ：ホルモン療法による更年期症状様の不定愁訴が発生します。
　　●関節痛・こわばり：ホルモン療法や分子生物療法で出現しやすい症状です。身体負担が大きい場合には配慮が必要なケースが多いです。
　　●骨粗鬆症：ホルモン療法中に発生します。重量物作業に注意が必要です。
　　●吐き気・嘔吐：特に化学療法中に発生しやすい症状です。においのきつい場所や激しい動作は悪化のリスクとなります。休憩が取れるような環境が望まれます。
　　●易感染性：化学療法中や放射線療法中に感染しやすい環境になります。人ごみに出るような業務やインフルエンザ、ノロウイルス等の感染流行中は注意が必要です。
　　●しびれ：タキサン系の抗がん剤で発生しやすい症状です。手指の細かい作業に影響を及ぼすことがあります。
　　●口内炎：抗がん剤により口内炎ができ、食事の量が少なくなることがあります。

　（2）就業上の配慮の検討
　　　乳がんはその治療の多彩さを反映して症状も多彩です。治療内容、症状、配慮事項の例、期間を並べた表6（P.162）を示します。現在行っている治療フェーズから発生しそうな症状を聴取し、配慮事項について本人を交え検討を行います。
　（3）その他

　たとえば、乳がんで関節痛など医療者以外は理解しづらいことも
あり得ますので、周囲の人を含めてきちんと説明することが求めら
れます。

〈表6〉乳がんの症状と配慮事項、主な症状発現期間

	合併症	配慮事項	主な期間
手術	リンパ浮腫・上肢機能障害	術後は患側だけでなく、健側も採血や抗がん剤治療などを行うため負荷はできるだけかけない。両側上肢の重量物取扱い作業や挙上時間が長い上肢作業は制限したほうがよい。	半永久的（術後）
放射線	放射線宿酔	乳腺は放射線を蓄積しやすいため、一時的だが宿酔症状は出やすい。	2週間〜2ヵ月後
	放射線皮膚炎・肺臓炎	放射線治療中は出現する可能性あり。症状が出ればすぐに受診できるような配慮が必要。	2週間〜2ヵ月後
	骨髄抑制	感染症に注意。手洗いやうがいの徹底や生ものの摂取制限の指導。	2週間〜2ヵ月後
ホルモン	ホットフラッシュ	更年期障害様の症状が出現することが多い。上司からの適度な声かけがあるとよい。	2ヵ月〜5年後
	関節痛・こわばり	手指関節や下肢の末梢の関節優位に出現しやすい。精密な作業や上肢に負担のかかる作業や長時間の立ち作業は配慮が必要。	2ヵ月〜5年後
	骨粗鬆症	一般の女性に比して、多少高齢の骨密度になる。重量物取扱い作業や転倒しやすい環境などは要注意である。	半永久的（ホルモン療法）
化学	吐気・倦怠感	化学療法中は常に出現する可能性が高い。職場で休憩できるようなスペースを設けたり、場合によっては休暇を取りやすくしたりすることが重要。	2ヵ月〜化学療法終了後
	骨髄抑制	高度の骨髄抑制が起こることがある。外来治療中も入院加療が行える環境の整備が必要。職場では感染症に注意し、人ごみでの作業（営業・販売）などは制限したほうがよい。	2ヵ月〜化学療法終了後
	しびれ	タキサン系の抗がん剤を使用したときに出現しやすい。上肢に出現した場合は精密作業や上肢作業の制限が必要。	出現すれば半永久的
分子	関節痛・こわばり	手指関節や下肢の末梢の関節に優位に出現しやすい。精密な作業や上肢に負担のかかる作業や立位時間の長い作業は配慮が必要。	2ヵ月後〜1年

3）子宮がん・卵巣がんに特有のもの
　（1）症状等
　　　●排尿・排便障害：手術で神経を傷害することによって起こります。

尿意を感じない場合は自身で導尿をすることが必要です。尿漏れがある際は尿漏れパッドなどの使用が必要なこともあります。力を入れるような作業や長時間の拘束作業に影響を及ぼす可能性があります。

●足のむくみ：リンパ郭清によります。立位作業などに影響が出ることがあります。

●更年期様症状：卵巣摘出後に女性ホルモンの低下により起こります。ほてり、発汗、イライラ、頭重感、動悸などが起こります。作業に集中できないことがあります。

●セクシュアリティの問題：性機能の喪失による悩みが間接的に仕事に影響が及ぼすことがあります。

（2）就業上の配慮の検討

女性ならではの問題があるので、本音を聞き出す環境づくりが必要です。個人情報の保護も特に慎重に行い、本人に安心感を与えましょう。聴取された内容に従って配慮を行っていきます。

（3）その他

乳がんとともにメンタルヘルス不調を合併するケースがあるので見逃さないように心がけましょう。

4）肺がんに特有のもの

（1）症状等

●呼吸が弱くなる：肺を切除するため心肺機能が低下します。重筋作業や持久力を要する作業では影響があります。

●肺炎：腫瘍が閉塞することにより肺炎を併発し抗がん剤治療がスケジュール通りに実施できないことがあります。

●せきやたんが出る：天気や気温の影響でこれらの症状が強くなることがあります。

●喀血：腫瘍が気管支動脈等を巻き込んでいる場合、抗がん剤の治療などで喀血を起こすことがあります。

（2）就業上の配慮の検討

自覚症状に応じた対応が必要です。治療のスケジュールは本人や主治医からこまめに聴取する必要があります。喀血のおそれがある場合には自動車運転などに一定のリスクが発生します。

（3）その他
　　禁煙を行っていることが多いので支援が必要です。また、受動喫煙による気分不良を訴えるケースも多いので、職場内の空間分煙や完全禁煙が必要となります。

5）胃がんに特有のもの
　（1）症状等
　　●食が細くなる：体力に影響が出ることがあります。
　　●ダンピング症候群：食後30分程度たった後、浸透圧で水分が腸内に移動し、めまい・動悸などの症状が発生します。また、食後2時間後にインスリンの過剰分泌による低血糖症状として冷や汗や意識障害が発生します。本人には症状を理解してもらうとともに、食事をゆっくりと回数を分けて食べるよう心がけてもらいましょう。職場には気分不良時の対応と意識障害時に重大事故の発生がないような配慮が求められます。
　　●腸閉塞：腸内容物の停滞です。嘔吐や強い腹痛がある場合はすぐに主治医受診が必要です。
　（2）就業上の措置の検討
　　　ダンピング症候群を起こしやすい労働者は事故等発生のリスクを検討する必要があります。また、低血糖対策として、職場内にブドウ糖などを準備しておくとよいでしょう。
　（3）その他
　　　骨粗鬆症や貧血も起こしやすく就業上配慮が必要なこともあり得ます。

6）大腸がんに特有のもの
　（1）症状等
　　●人工肛門：ストーマをケアする設備や時間が必要となることがあります。ストーマのにおいなどを心配する人もいます。また、腹部にものを当てにくいことから重量物作業制限が必要なこともあります。洗腸（1時間程度）してから出社するケースもあり、自宅で出社までの時間がかかるため疲れがたまりやすい場合もあります。

●腸閉塞：胃がんの項を参照してください。
●排便回数の増加：通勤時間が長いケースや時間を拘束されるライン作業などでトイレに行きにくくて困ることがあります。
（２）就業上の配慮の検討
　　排便のコントロールがつかない場合で拘束業務の場合、一時的な配置転換を余儀なくされるケースがあります。
（３）その他
　　ストーマのかぶれ、勃起障害で悩んでいるケースもあります。

②脳卒中について
　　脳卒中は障害を受ける脳神経領域により多彩な症状を引き起こします。麻痺や失語など業務遂行能力に大きな影響を与える症状があり、また障害が回復せずに残存するケースがよくあることに注意が必要です。他の疾病に比較すると周囲の同僚にわかりやすい障害ですが、高次脳機能障害には要注意です。脳卒中はt-PA（tissue plasminogen activator）など治療の進歩により障害が起こらないようなケースも増えてきていますが、抗血小板剤や抗凝固剤などを継続内服するため、労働災害などによる外傷をできる限り避ける必要があります。また、一般的に機能回復（麻痺の程度）は発症後６ヵ月、能力回復（作業内容の改善）は発症後18ヵ月程度といわれており、障害固定されるというのも疾病の特徴です。以下に一般的な症状、就業上の配慮についてまとめます。

１）片麻痺
（１）主な症状
　　障害部位により麻痺の範囲や程度は大きく異なります。また、利き腕か否かも就業においては重要な場合も多いです。
（２）就業上の配慮
　　事務作業等で日常生活動作が保たれている場合、PC入力システムなどの環境整備の一定の配慮を行えば、業務遂行能力が保たれるケースも存在します。徒手筋力テストなどで評価するよりも実際の作業内容に近い行動をさせてみて業務遂行能力を測ることが一般的です。体を大きく動かす作業などでは業務遂行のみならず、転倒・

転落などのリスクについても評価する必要があります。健常者と同様のリスクアセスメントでは落としがちになるので、導線を含めて作業について詳細に確認することが望まれます。

2）言語障害（失語、構音障害）
　（1）主な症状
　　　思うような言葉がすぐに出てこず、たどたどしい話し方となるブローカ失語と、まとまった意味が理解できない話し方になるウェルニッケ失語があります。話せなくても、聞く・読む・書くは問題ないケースもあるのでそれぞれについて評価することが望まれます。また、舌や咽喉頭の麻痺などの障害による構音障害が残るケースもあります。
　（2）就業上の配慮
　　　失語と構音障害をまずは見極めることが必要です。構音障害の場合には筆談などで対応が可能です。失語の場合にはシミュレーションなどを行ったうえで対応可能性を探ります。

3）半盲（左右いずれかの視野の半分または4分の1の欠損、半側空間無視）
　（1）主な症状
　　　視野の一部が欠損したり、左右のどちらか半分について認識できなかったりする障害です。時計の絵を描いてもらうなどをすると、どちらか判別が可能です。
　（2）就業上の配慮
　　　事務作業では特定の部位の見落としが多く発生します。これは繰り返しの訓練でよくなることもあります。体を動かす作業では、一部のみねじをつけ忘れたり、ものにぶつかってけがをしたりすることがあるので、つけ忘れがあるとブザーが鳴ったり工場内の通路にものを置かないようにするなど環境面の整備が大変重要になります。

4）高次脳機能障害（記憶障害、注意障害など）
　（1）主な症状
　　　なんとなく仕事が手につかない、ミスが多くなる、同時に同じこ

とができない、怒りっぽくなる、などの巣症状では説明しがたい症状があることが近年注目されています。

（2）就業上の配慮

　自動車運転等の危険作業を行っている場合には一定程度注意力が保たれていることを確認することが望まれます。高次脳機能障害が疑われる場合には、病院等でトレイルメイキングテストという注意力測定などの実施を依頼することも検討の余地があります。ただ、地域によっては対応している病院は少なく苦慮することもあります。

5）てんかん

（1）主な症状

　意識を失うタイプと意識を失わないタイプがあります。

（2）就業上の配慮

　2年間自動車運転に影響を及ぼす発作がないことが免許取得の条件です。したがって、危険作業がある労働者であれば、てんかん発作を起こしたかどうか確認することが望まれます。

（5）疾病に罹患した労働者に関する法令・国際動向

①労働基準法

年次有給休暇の時間単位付与（第39条第4項）

　労使協定により年に5日を限度として時間単位で年次有給休暇を与えることができます。

②障害者雇用促進法

　障害の程度により障害者として認定されることがあります。なお、従業員が一定数以上の規模の事業主は、従業員に占める身体障害者等の割合を「法定雇用率」以上にする義務があります（障害者雇用促進法第43条第1項）。民間企業の法定雇用率は2.3％です。従業員を43.5人以上雇用している事業主は、障害者を1人以上雇用しなければなりません。詳細については、最寄りのハローワークまたは労働局へお問い合わせください。

③がん対策推進基本計画
（第2期：平成24年6月〜、第3期：平成29年10月〜）
　　わが国で死亡率が上昇している女性のがんへの対策、就労に関する
問題への対応、働く世代の検診受診率の向上を推進することを目標に
掲げています。加えて第3期では、両立支援コーディネーターによる
トライアングル型支援が提唱されています。

④がん対策基本法
　　がんの克服を目的として、予防および早期発見、がん医療の均てん
化、研究の推進を3つの基本施策としています。国、地方自治体、医
療保険者、国民、医師はそれぞれ責務が負わされていますが、企業に
は責務を負わせていません。

⑤障害者権利条約
　　障害者の雇用について国際的なスタンダードの条約です。日本は平
成26年1月に批准しました。障害（disability）に関して企業に合理
的配慮（reasonable accommodation）を求めています。企業が可能
な限り障害を補ったうえで働くことができる環境を整備することを求
めているということです。障害に関する配慮は必須ですが、業務量に
関しては必ずしも配慮の範疇になっていません。障害を持った人が働
くことのできる環境を整備することが事業者に義務づけられています
が、業務は他の障害を持たない人と同等に評価してもいいことになっ
ています（例：車いすで移動するスペースの確保は企業の責務ですが、
障害者は業務では他の人と同様に評価されることがあります）。

（6）参考文献・資料

1 ） 第 2 期がん対策推進基本計画（平成24年 6 月）、厚生労働省、https://www.mhlw.go.jp/bunya/kenkou/dl/gan_keikaku02.pdf（平成29年12月20日最終閲覧）.

2 ） 和田耕治、大津真弓、立石清一郎、平岡晃、田中完、田中宣仁「働く世代のがん患者における治療と仕事の両立支援に関する課題」日本医事新報　第4642号、P. 36〜40、2013.

3 ） K. T. Palmer, R. A. F. Cox: A general framework for assessing fitness for work, Fitness for Work THE MEDICAL ASPECT fourth edition. p1-20, OXFORD UNIVERSITY PRESS, 2006, ISBN 978-0-19-921565-2.

4 ） Selected Characteristics of Occupations Defined in the Revised Dictionary of Occupational Titles, Robert B. Reich, Employment and Training Administration, U.S. Department of Labor （1993）、http://www.nosscr.org/sco/sco.pdf（平成29年12月20日最終閲覧）.

5 ）「企業（上司・同僚、人事労務、事業主）のための『がん就労者』支援マニュアル」、https://www.ncc.go.jp/jp/cis/divisions/05survivor/pdf/kigyoumukeManu_2013.pdf（平成30年 1 月24日最終閲覧）.

6 ）「〜嘱託産業医中心に産業看護職・人事労務も必読〜『がん就労』復職支援ガイドブック」、https://www.ncc.go.jp/jp/cis/divisions/05survivor/pdf/sangyoui_gb_2013.pdf （平成30年 1 月24日最終閲覧）.

7 ） Charles S. Cleeland, Assessing symptom distress in cancer patients, Cancer 89 (7), 2000, p. 1634~1646.

巻末資料

1．医師のための就業判定支援 NAVI ～労働者が安心して働けるために～
   運営：産業医科大学産業医実務研修センター

2．過重労働対策 NAVi
   運営：産業医科大学産業生態科学研究所産業保健管理学研究室

3．こころの耳　働く人のメンタルヘルス・ポータルサイト
   運営：一般社団法人日本産業カウンセラー協会（厚生労働省委託事業）

4．事業場におけるメンタルヘルスサポートページ
   運営：東京大学大学院医学系研究科精神保健学分野

5．女性にやさしい職場づくりナビ～出産・妊娠をサポートする～
   運営：一般財団法人女性労働協会（厚生労働省委託事業）

6．治療と仕事の両立支援ナビ～治療しながら働く人を応援する情報ポータルサイト～
   運営：株式会社ジェイアール東日本企画（厚生労働省委託事業）

1. 医師のための就業判定支援NAVI
～労働者が安心して働けるために～

運営：産業医科大学産業医実務研修センター

http://ohtc.med.uoeh-u.ac.jp/syugyohantei/index.html 就業判定支援 | 検 索

サイトの利用方法

労働者の健康診断の結果に基づき、医師がより適切な就業判定を行うために参考にしていただくサイトです。

役立つポイント

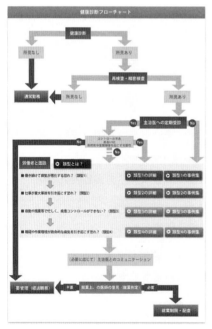

●健康診断後の就業判定フローチャート

トップページで左記のフローチャートを参照することができます。ここから各種リンクを活用してください。

●類型

現在実施されている就業判定の実態を踏まえ、5つの就業判定の類型が提示されています。産業医が就業判定を実施するうえで、中立性、科学的妥当性、安全配慮、人権への配慮など高度な判断が要求される一方で、これに関する共通の認識が十分でないことから、類型化することとされました。

▶類型1：仕事が持病を悪化させる恐れのある場合の就業配慮
▶類型2：事故・災害リスクの予防
▶類型3：健康管理
　　　　　（保健指導・受診勧奨）
▶類型4：企業・職場への注意喚起・コミュニケーション
▶類型5：適性判断

●医師の意見・事例集

症候別、疾患別に合計96の事例を参照することができます。また、類型から事例を検索することも可能です。

●自己学習資料

◆健診判定マニュアル

産業医が就業判定を実施する際に参考にできる手順や必要な知見がマニュアルとしてまとめられています。

*産業医判定の方法の一例

産業医面談しない	産業医面談する
(ア)不要	**(オ)要産業医面談**
(イ)要自己管理（受診不要）	**(カ)受診後産業医面談**
【要受診】になっているが、これまでの経過や労働衛生からの情報や特に、受診が必要がないと思われるもの、疾病固定の能力低下や軽度の機能障害など	1）通常勤務に支障はなく、強く受診を勧めるほどではないが、食生活や運動指導など保健指導を行いたい
(ウ)要自己管理（要受診）	2）主治医による治療・管理中であるが、産業医が面談を行って治療状況を確認し、就業上問題のない健康状態かどうかを確認する。主治医側のみならず産業医側からもコンプライアンスを守る意味もあり
【要受診】になっているが、就業上問題なさそうなので、自己管理に任せる、自己責任で受診	
(エ)要受診確認（事業所管理）	3）通常の勤務には差支えなさそうだが、本人の健康管理上、最終受診を勧め、治療経過についてもフォローを行いたい労働者に対して面談を行う（保健指導）
本人の健康管理のために事業所側から受診状況を確認し、受診勧奨を行った方がよいと思われるもの	4）就業制限を検討する必要があったため面談する。未受診者には受診を勧奨し、受診をした者には、その結果や経過の情報を主治医から得て、本人との面接情報もふまえて就業上の措置を検討する

◆研修用スライド

このサイトを作成した研究班のメンバーらが日本医師会の認定産業医研修会で使用した「健康診断と事後措置」についてのスライドが掲載されています。

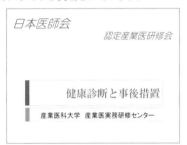

●ガイドライン・エビデンス

◆ガイドライン

各種学会ガイドラインへのリンク集、心臓植込み型デバイス植込み・失神およびてんかん患者の自動車運転に関するガイドライン、一過性意識消失発作（てんかん、失神）に関するガイドラインを閲覧することができます。

◆エビデンス

健診結果に関する就業制限のコンセンサス

「生活習慣の改善や治療導入を促し、時間外労働等の改善に努める」ことを目的とした就業上の意見を述べる際の参考資料が掲載されています。産業医85名を対象としたコンセンサス調査の結果、類型3の文脈で就業制限を検討する項目および数値が得られています。

項目	値	割合
収縮期血圧	180 mmHg	(72.0%)
拡張期血圧	110 mmHg	(85.9%)
空腹時血糖	200 mg/dL	(69.1%)
随時血糖	300 mg dL	(76.9%)
HbA1c	10 %	(62.3%)
Hb	8 g/dL	(62.3%)
ALT	200 mg/dl	(61.7%)
クレアチニン	2.0 mg/dl	(67.2%)

※注） 本結果はあくまでも就業制限に関する意見を述べる際の参考値であり、これを超えたからといって必ずしも労働者が就業制限の対象となるわけではありません。職場の状況や本人の作業実態、本人や上司等との面談を通じて収集した情報も十分に勘案することが重要です。

※このサイトは、運営者や研究班によって更新され、内容が変更されることがあります。（記載の情報は2022年3月現在）

2．過重労働対策NAVi

運営：産業医科大学産業生態科学研究所産業保健管理学研究室

http://www.oshdb.jp/　　　　　　　　　　　　　　| 過重労働ナビ | 検 索 |

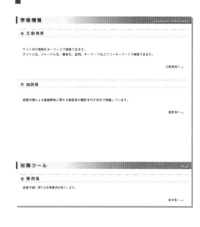

┃ サイトの利用方法

産業保健スタッフや人事担当者が、過重労働による健康影響について、専門的な情報を簡単かつ無料で入手するためのサイトです。

┃ 役立つポイント

●学術情報

過重労働による健康障害に関する文献検索を行うことができます。キーワード検索、フリーワード検索もできるほか、総論、交替勤務、脳・血管系疾患、精神疾患の4つのカテゴリに関連した文献を調べることもできます。また、英語文献については、和訳のまとめを作成し、日本語でのキーワードにて検索することも可能です。

●対策ツール

全国の専属産業医等から提供された先進的な企業の体制や実際の事例等の情報を検索できます。

①事例集
対策の種類（労働時間の短縮、健康障害の治療など）や、過重労働者の属性（職種、基本疾患、年代、性別、労働時間以外の要因など）ごとに過重労働対策の良好事例を検索することができます。

■ 面接指導体制のフローチャート

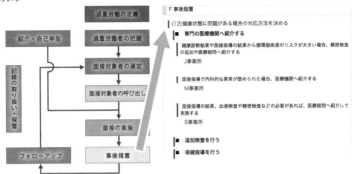

F 事後措置

(12)健康状態に問題がある場合の対応方法を決める

■ **専門の医療機関へ紹介する**

健康診断結果や面接指導の結果から循環器疾患のリスクが大きい場合、精密検査の追加や医療期間へ紹介する
J事業所

面接指導で内科的な異常が認められた場合、医療機関に紹介する
M事業所

面接指導の結果、血液検査や精密検査などの必要があれば、医療期間に紹介して実施する
S事業所

■ 追加検査を行う

■ 保健指導を行う

②アクションチェックリスト
法令や通達に従って、過重労働者に対する面談指導体制を整備するためのフローチャートを記しています。過重労働対策が十分でないと感じた場合に、**各項目のアクションチェックリストを確認して、職場ごとに必要な対策を選択**することができます。

③面接指導体制
先進的な企業での事例を元に説明をしています。業種、企業規模、従業員の平均年齢などの会社側の要因と、面接対象者の選定方法、面接時間、面接記録の管理方法などの**面接実施方法に関する要因で分類し検索**することが可能です。

④文書・書式集
実際に企業で用いられている文書・書式を紹介しています。企業での面接実施状況（問診項目や検査項目など）ごとに文書・書式を検索できるため、**自社の面接実施状況に近い企業の文書・書式を素早く検索**できます。

⑤面接指導マニュアル・動画
文献や診療ガイドラインから得た科学的知見や、経験豊かな産業医の知見をもとに作成された、「医師による長時間労働面接指導実施マニュアル」をダウンロードすることができます。また、面接指導の際の留意事項をまとめた教育動画を閲覧することができます。

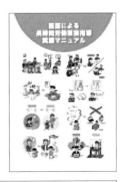

※このデータベースは、平成16年度および平成17-19年度厚生労働科学研究費（労働安全衛生総合研究）の補助を受けて作成されています。
※今後、サイト運営者や研究班によって、情報が更新されることがあります。（記載の情報は2022年3月現在）

3. こころの耳
働く人のメンタルヘルス・ポータルサイト

運営：一般社団法人日本産業カウンセラー協会(厚生労働省委託事業)

https://kokoro.mhlw.go.jp

こころの耳　検索

働く人のメンタルヘルス・ポータルサイト
こころの耳　♠ホーム　♦はじめての方へ　Q　検索　文字サイズ 小 中 大　♦厚生労働省

📖働く方へ　🏠ご家族の方へ　🏢事業者の方へ　👥部下を持つ方へ　🤝支援する方へ　🐦 f

▌サイトの利用方法

> こころの耳は、メンタルヘルス不調を抱える労働者、支えるご家族、職場のメンタルヘルス対策に取り組む事業者や産業保健スタッフに対して、メンタルヘルスに関する役立つ情報が得られるポータルサイトです。信頼性の高い情報源や、メンタルヘルスに関する幅広い情報を調べることができます。

▌役立つポイント

🤝 支援する方へ

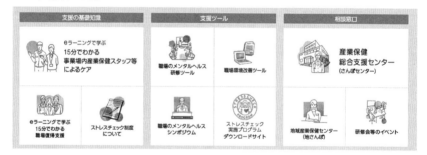

●サイトマップ

サイトを利用する対象者に合わせて、『①働く方へ、②ご家族の方へ、③事業者の方へ、④部下を持つ方へ、⑤支援する方へ』の5つに情報が分類されており、対象者ごとに必要な情報を得ることが出来ます。また、各対象者に向けた情報は、優先順位が高い情報へ効率的にアクセス出来るよう工夫がされています。

コンテンツは、行政情報、相談窓口(従業員/事業者向け)、研修会情報、教育資料、企業等での取組事例など豊富な内容となっていますが、その中から3つのコンテンツを紹介いたします。

●メンタル情報 "Now"

厚生労働省をはじめ、警察庁や労働者健康安全機構など政府機関が発信する、メンタルヘルスに関しての最新情報が、随時掲載されます。

政府機関が発信する情報は、情報の量も膨大で、さらに掲載されている場所が散在しやすく、最新情報をアップデートすることはとても困難です。このページでは、政府の取組み、法規の変更や、統計情報などの最新情報が集約され、さらにわかりやすい見出しもついています。

2022年03月10日 メンタルヘルス関連	**NEW** 【警察庁】令和4年の月別自殺者数について（2月末の速報値） 令和4年2月の自殺者数は、1,382名（速報値）でした。 先月（令和4年1月）より187人減少しています。昨年同月（令和3年2月）より244名減少しています。
2022年03月08日 厚生労働省	**NEW** カスタマーハラスメント対策ポスターを追加作成しました！ ～新たに4種類のデザイン等を作成～ 厚生労働省は、2月25日に発表したカスタマーハラスメント対策ポスターについて、より多様な業種でご活用いただくため、新たに4種類のデザインを作成いたしました。
2022年02月25日 厚生労働省	**NEW** 「カスタマーハラスメント対策企業マニュアル」等を作成しました！ 厚生労働省は、関係省庁と連携の上、顧客等からの著しい迷惑行為（いわゆるカスタマーハラスメント）の防止対策の一環として、「カスタマーハラスメント対策企業マニュアル」や、マニュアルの概要版であるリーフレット、周知・啓発ポスターを作成いたしました。

●ストレスチェック制度について

ストレスチェック制度に関する新着情報、Q＆Aや相談窓口、実施マニュアル・ツール・パンフレットなど、ストレスチェック制度の実施に役立つ情報が紹介されています。高ストレス者に対する医師による面接指導について、各種様式やオンライン実施時の留意事項、企業での取組事例を確認することが出来ます。

また、ストレスチェック制度に関する施策の経過が時系列に沿ってまとめられているため、制度の施行に至るまでの検討事項の流れを理解するために役立ちます。

・ストレスチェック制度とは	・実施に関するサポート
・実施マニュアルなど	・電話相談窓口
・実施ツール	・研修・セミナー
・各種調査票	・個別訪問による支援
・ストレスチェック実施プログラム	・助成制度 -令和3年度 産業保健関係助成金-
・医師による面接指導	・看護師・精神保健福祉士・歯科医師・公認心理師への研修
・職場環境改善ツール	・広報
	・施策の経過

●職場復帰支援の取組み事例

職場内の健康施策、特にメンタルヘルス対策に関しては、webや書籍により総論的な知識を得た後に、具体的・実践的な対応方法が分からず困惑することが少なくありません。

このコーナーでは、実際の企業が取り組んだ事例を紹介しており、2022年3月現在、102社の実践例を地域、業種、企業規模、掲載年ごとに検索することが可能です。

> **NEW** 株式会社丸井グループ（東京都中野区）
> 銀行　1,000人以上　銀売業　小売業　ストレスチェック
> 一次予防（メンタル不調の予防）　二次予防（早期発見・早期対応）
> 事業場内産業保健スタッフ　人事労務担当者　2022

> **NEW** EY新日本有限責任監査法人（東京都千代田区）
> 銀行　1,000人以上　学術研究、専門・技術サービス　ストレスチェック
> 一次予防（メンタル不調の予防）　事業場内産業保健スタッフ　2022

> **NEW** 有限会社三崎工業（沖縄県那覇市）
> 九州・沖縄　1～49人　建設業　ストレスチェック
> 一次予防（メンタル不調の予防）　事業場外資源保健スタッフ　経営者　2022

※今後、サイト運営者によって情報が更新されることがあります。（記載の情報は2022年3月現在）

4．事業場におけるメンタルヘルス サポートページ

運営：東京大学大学院医学系研究科精神保健学分野

https://jstress.net

メンタルサポートページ　検 索

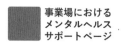

🏠 ホーム ∨　　☑ 現場で使えるツール　　📃 研究用調査票　　✉ お問合せ

サイトの利用方法

ストレスチェック制度を含む、メンタルヘルスに関しての専門的な情報が発信されています。ストレスチェックを実施し、その後の職場環境改善の取り組みをしっかりとした学術的背景を元に行いたいと考える場合、とても参考になるホームページです。

役立つポイント

新着情報

平成29-30年度労災疾病臨床研究事業費補助金「多様な労働者がストレスチェックを受検するに当たって望まれる支援に関する研究」(主任研究者　川上憲人)の研究成果物を掲載しました。

平成27-29年度厚生労働科学研究費補助金（労働安全衛生総合

コンテンツ

解説

事業場のメンタルヘルス
対策の進め方

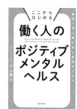

●サイトマップ

ページ左側に新着情報として、研究結果報告や、講習会の案内など、期間限定の情報が示されています。新職業性ストレス簡易調査票に関する情報（調査票、得点計算法、全国標準値など）についても、ここから確認することができます。また、ページ中央右側にコンテンツ一覧が表示されています。こちらのコンテンツの中から一部内容を紹介します。

●事業所のストレス・メンタルヘルス対策の進め方

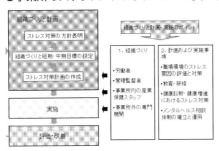

職場のストレス・メンタルヘルス対策の進め方の手順が説明されています。
1．事業所ごとにストレス・メンタルヘルス対策を立案する
2．ストレス・メンタルヘルス対策4つの柱を考慮した計画をたてる
3．ストレス対策を実施し、評価・改善する
4．できることからはじめる
という4項目から構成されています。ストレス・メンタルヘルス対策の4つの柱に関しては別ページでより詳しく説明されています。

●職場環境等改善のためのヒント集

メンタルヘルスに関連する職場環境改善を行うためのヒントが、全部で6つの領域、30項目に分類され、チェックリストとしてまとめられており、従業員同士がグループ討議を行い活用するよう想定されています。ヒント集を用いた職場環境等の改善マニュアルには、グループ討議の具体的な進め方や、実際の事業所を想定した活用事例が紹介されています。

職場環境等改善のためのヒント集
（メンタルヘルスアクションチェックリスト）
ダウンロードのページ

平成16年度厚生労働科学研究費補助金
「職場環境などの改善方法とその支援方策に関する研究」
アクションチェックリスト作成ワーキンググループ

川上憲人（東京大学大学院医学系研究科）
吉川　徹（労働安全衛生総合研究所）、小木和孝（労働科学研究所）
島津明人（東京大学大学院医学系研究科）
堤　明純（北里大学医学部）
長見まき子（関西福祉科学大学）
島津美由紀（ソニー）

●仕事のストレス判定図

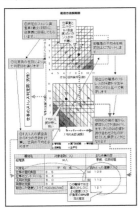

簡易版ストレス調査票を用いたストレスチェックの集団分析結果として最も一般的な、"仕事のストレス判定図"の読み方、活用方法を紹介しています。
判定結果の読み方は
1．「仕事の量的負担―仕事のコントロール」判定図、
2．「上司の支援―同僚の支援」判定図、
3．総合した健康リスクの計算、
の3項目に分かれています。
また、それぞれの表の結果が悪い場合、どのように対策を取ればよいのかについて、解説が記載されています。

※今後、サイト運営者や研究班によって、情報が更新されることがあります。（情報は2022年3月現在）

出産・妊娠をサポートする
5．女性にやさしい職場づくりナビ

運営：一般財団法人女性労働協会（厚生労働省委託事業）

https://www.bosei-navi.mhlw.go.jp/

母性健康管理ナビ　検 索

▌ サイトの利用方法

事業者、総務・人事担当者、女性労働者、産業保健スタッフ等が「職場における母性健康管理の重要性」や「妊娠中及び出産後の健康の状況やそれに対応した事業所の措置」についてよりよく理解し、職場における母性健康管理の取組みを推進するための支援を行うサイトです。

▌ 役立つポイント

「企業ご担当者の方」向けのページから、コンテンツを紹介します。

●母性健康管理に対する企業の義務

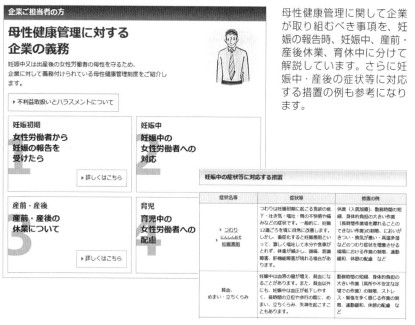

母性健康管理に関して企業が取り組むべき事項を、妊娠の報告時、妊娠中、産前・産後休業、育休中に分けて解説しています。さらに妊娠中・産後の症状等に対応する措置の例も参考になります。

●母性健康管理指導事項連絡カードについて

母性健康管理指導事項連絡カード（以下、母健連絡カード）は、働く妊産婦の方が医師等から通勤緩和や休憩などの指導を受けた場合、その指導内容が事業主の方に的確に伝えられるようにするために利用するものです。「母健連絡カード」は、「妊娠中及び出産後の女性労働者が保健指導又は健康診査に基づく指導事項を守ることができるようにするために事業主が講ずべき措置に関する指針」に様式が定められています（P. 131）。

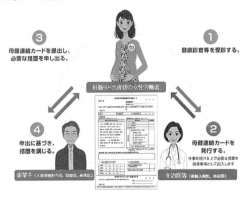

●職場における母性管理の推進

◆人事管理部門・上司の役割／健康管理部門の役割／女性労働者の役割
母性健康管理制度について各々の役割を紹介しています。

◆社内体制／就業規則の参考事例
職場における母性健康管理推進に当たって、参考になる社内体制の事例を業種、企業規模や企業名から検索することができます。また就業規則の作成（変更）に役立つ参考事例も紹介されています。

●各種資料もダウンロード可能

ダウンロード
▶ 申請書様式ダウンロード
▶ 母性健康管理に関するデータ・資料集

◆母性健康管理取り組み状況診断
▶Step I「法律における事業主の義務」
▶Step II「社内の環境整備」
設問に答えて現状を再認識し、働きやすい職場環境づくりのヒントを得ることができます。

◆『母性健康管理に関するデータ・資料集』
資料集では、女性に優しい職場づくりナビBOOK（職場づくりのポイントをまとめた資料）や各種パンフレットがまとめられており、データ集では、働く女性の現状と職場における母性健康管理の実態を示すデータが、テーマ別にパワーポイントで整理されています。

※このサイトは、運営者によって更新され、内容が変更されることがあります。（記載の情報は2022年3月現在）

治療しながら働く人を応援する情報ポータルサイト

6. 治療と仕事の両立支援ナビ

運営：株式会社ジェイアール東日本企画（厚生労働省委託事業）

https://chiryoutoshigoto.mhlw.go.jp/

両立支援ナビ　検索

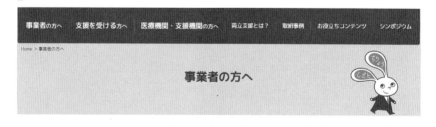

サイトの利用方法

治療と仕事の両立支援について、支援者（人事労務担当者、上司・同僚、産業保健スタッフ、経営者）等へ的確な情報提供を行うことを目的としたサイトです。両立支援の具体的な進め方に加えて、マニュアル類や企業の取組事例などの情報をまとめて入手することができます。

役立つポイント

●サイトマップ

サイトを利用する対象者に合わせて、『①事業者の方へ、②支援を受ける方へ、③医療機関・支援機関の方へ』の３つに情報が整理されており、対象者ごとに必要な情報を得ることが出来ます。
「①事業者の方へ」では両立支援の進め方について、「②支援を受ける方へ」では両立支援の流れについて、「③医療機関・支援機関の方へ」では両立支援コーディネーターや診療報酬に関する情報を確認することが出来ます。

●治療と仕事の両立支援の流れ

治療と仕事の両立支援は、疾病により支援が必要になった労働者本人からの申出から始まります。そのため、支援を受ける方が両立支援の流れを理解し適切に行動できるように、一連の流れが図式化されています。また、手続きを進める際に必要な様式例もWORD形式のファイルでダウンロード出来るようになっています。その他、利用可能な支援制度や相談可能な支援機関についての情報も取得可能です。

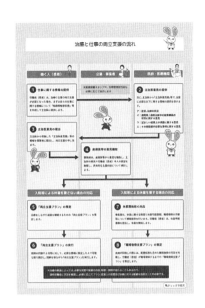

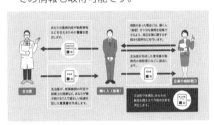

●両立支援の取組事例

両立支援の取組は、対象となる労働者の状況に応じて個別性の高い対応が求められるため、具体的な取組事例に関する情報が有用です。このページでは、実際に企業が取り組んだ事例を紹介しており、2022年3月現在、78社の実践例を、取組の主体、企業規模、業種、取組内容ごとに検索できます。

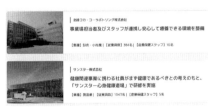

●各種資料もダウンロード可能

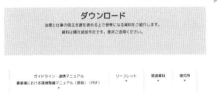

『事業場における治療と仕事の両立支援のためのガイドライン』は、がん、脳卒中などの疾病を抱える労働者に対して、治療と仕事が両立できるようにするための事業場における取組などをまとめたものです。その他に、両立支援に必要な情報提供をおこなうための様式例や、がん就労者の支援に役立つガイドブックなどの関連資料をダウンロードすることができます。

※このサイトは、運営者によって更新され、内容が変更されることがあります。（記載の情報は2022年3月現在）

執筆者一覧

第1章　就業措置・支援 総論

1　産業保健全体の中での就業措置・支援の位置づけ

　　森　　晃爾（産業医科大学産業生態科学研究所産業保健経営学　教授）

2　就業措置・支援の基本

　　森　　晃爾（同上）

3　留意事項

　　岡原伸太郎（ジョンソン・エンド・ジョンソン日本法人グループ統括産業医）

4　法的根拠等

　　岡原伸太郎（同上）

第2章　就業措置・支援 各論

1　一般健康診断と事後措置

　　茅嶋康太郎（株式会社ボーディ・ヘルスケアサポート代表・医師）

2　長時間労働者の面接指導

　　梶木　繁之（株式会社産業保健コンサルティングアルク代表・医師）

3　ストレスチェック制度における面接指導

　　伊藤　直人（株式会社小松製作所　産業医）

4　メンタルヘルス不調者の復職支援

　　永田　智久（産業医科大学産業生態科学研究所産業保健経営学　准教授）

5　母性健康管理措置

　　永田　昌子（産業医科大学医学部両立支援科学　准教授）

6　治療と仕事の両立支援

　　立石清一郎（産業医科大学産業生態科学研究所災害産業保健センター　教授）

巻末資料

　　小田上公法（産業医科大学産業生態科学研究所産業保健経営学　助教）